Dr. med. Felizitas Leitner

Die Venus streikt

Gesund durch die Kraft der Poesie

Daedalus Verlag

Auswahl der Gedichte durch
Anton G. Leitner und Gabriele Trinckler
Lektorat: Karin Fellner

Für Bobby

4. Auflage 2005
Copyright © 2004 by Daedalus Verlag Joachim Herbst
Oderstr. 25 · D-48145 Münster
Alle Rechte vorbehalten

Umschlagentwurf: Dieter Kreuchauff, – unter Verwendung
des Gedichts »Nächtlings« von Günter Kunert,
Carl Hanser Verlag, München/Wien 1999
Druck: DIP, Witten
Printed in Germany
ISBN 3-89126-149-7

Inhalt

III. Tod

IV. Trost und Hoffnung

Vorwort

Was macht uns gesund? Die Alten sagten: »Mens sana in corpore sano«, ein gesunder Geist in einem gesunden Körper. Ist ein fröhlich lachendes kleines Mädchen mit einem Down-Syndrom krank? Und Jan Ullrich gesund?

Die Weltgesundheitsorganisation (WHO) definierte schon vor Jahrzehnten: Gesundheit ist das völlige körperliche, geistige, seelische und soziale Wohlbefinden. Dann wären wir also alle krank?

Verfolgt man die heutige Gesundheitspolitik, dann geht es meist nur noch um Kostenminimierung. Wir sollen dreimal wöchentlich Sport treiben, nicht rauchen und trinken, gesund essen, dann kommt es statistisch gesehen die Krankenkassen am billigsten. Ist das Gesundheit?

Was macht uns gesund? Als Medizinstudentin diskutierte ich oft und gern darüber, ob nun das körperliche oder das seelische Wohlbefinden im Zweifelsfall für einen Menschen wichtiger sei. Gilt es in erster Linie, den Körper mit allen Mitteln wiederherzustellen, auch auf die Gefahr hin, dass die Seele durch endlose Klinikaufenthalte und unmenschliche Therapien Schaden leide?

Heute, nach mehr als zwanzig Jahren Erfahrung mit kranken und gesunden Menschen, denke ich, dass jeder den Begriff der Gesundheit für sich selbst definiert. Manche möchten lieber sterben als das Rauchen aufgeben; und ob Stephen Hawking sich für krank hält, wage ich zu bezweifeln. Der eine lässt sich lieber sechs Wochen krankschreiben und riskiert den Tod, nur um gegen seine Lungenentzündung kein Antibiotikum nehmen zu müssen, der andere schluckt alles, um morgen wieder arbeiten zu können.

Was macht uns gesund? Was führt zu diesem labilen Gleichgewicht, das wir als Gesundheit empfinden? Auf der einen Seite sind das natürlich medizinische Maßnahmen wie Medikamente oder Operationen, die versuchen, unseren Körper möglichst nah an den gewünschten Zustand heranzubringen. Auf der anderen Seite aber ist es das, was man nicht messen kann: das Einverständnis mit sich selbst, die Akzeptanz der jeweiligen Lebenssituation mit allen ihren Einschränkungen – und Möglichkeiten.

Wie können nun Gedichte dabei helfen, gesund zu bleiben? In allen Kulturen und zu allen Zeiten wurden Gedichte gesprochen und gesungen, um das Leben zu bereichern und um ein Wohlgefühl hervorzurufen oder zu steigern. Die Mutter singt ihrem kranken Kind ein Nachtlied und wiegt es dabei in den Schlaf. Der Verliebte schickt seiner Angebeteten ein Gedicht, um ihr seine Gefühle zu gestehen. Und vielen Menschen hat das Schreiben und auch das Lesen von Gedichten dabei geholfen, mit sich selbst ins Reine zu kommen. In Deutschland sind es Millionen Menschen, die Gedichte verfassen. Und wer nachfragt, findet viele, denen ein einziges Gedicht geholfen hat, eine existenzielle Lebenssituation zu verstehen und damit auch zu meistern.

Was machen Gedichte mit uns? Gedichte haben etwas Magisches: Auf Papier gedruckte Tinte kann Trostlosigkeit in Hoffnung verwandeln, Verzweiflung in Mut. Von Unruhe und Aggression getriebene Menschen finden plötzlich Ruhe, Kranke erfahren Trost. Mit nur wenigen Worten gelingt es einem guten Gedicht, Dinge von ungeheurer Tragweite zu sagen. Oft hält es zwischen den Zeilen kostbare Überraschungen bereit, die nur darauf warten, entdeckt zu werden. Wenn man sich die Mühe macht, ein Gedicht auswendig zu lernen, so ist es ein kostenloser, ständiger Begleiter in vielen schweren Situationen. »Ein Gedicht rettet einen Tag«, sagt der argentinische

Lyriker Roberto Juarroz; und in Auschwitz haben Gedichte manchem Hoffnung gegeben und zum Überleben beigetragen. Ich selbst bin durch meinen Mann Anton G. Leitner auf Gedichte gestoßen. Zunächst hatte ich beim Lesen vor allem moderner Gedichte die Schwierigkeit, die wohl viele Menschen haben: Wie bei einer Mathematikaufgabe suchte ich nach einer Auflösung, nach einem eindeutigen Sinn. Zu sehr klangen mir die Worte meiner Deutschlehrer im Ohr: »Was will uns der Dichter mit diesen Worten sagen?« Mein Mann machte mir Mut, meiner Fantasie mehr Freiraum zu lassen, mit Assoziationen zu spielen und so zu meiner eigenen Interpretation zu finden. Durch ihn entdeckte ich, wie viel Freude, Spaß und Frieden Gedichte schenken können.

Eines Tages begann ich, meinen Patienten Gedichte zum Lesen zu geben oder zu empfehlen. Als Hausärztin sehe ich meine Aufgabe auch darin, für die Seele meiner Patienten zu sorgen. Ein Gedicht bietet für einen kranken Menschen viele Vorteile: Es erhebt keinen Anspruch auf Allgemeingültigkeit wie etwa die Lehren der Kirche. Es drückt unaufdringlich eine Stimmung, ein Gefühl oder einen Gedanken aus, in dem die Lesenden sich wiederfinden können, aber nicht müssen. Es eröffnet bereichernde Einsichten und weist auf unbekannte Zusammenhänge hin. Es kann beruhigen und trösten, Hoffnung wecken und Sinn vermitteln. Letztlich aber bleibt es immer den Lesern überlassen, wie weit sie den Text an sich herankommen lassen. Ein Gedicht mit seinen Andeutungen und Variablen regt zu eigenen Interpretationen und Projektionen an. Deshalb ist es besonders gut geeignet, Lesern einen Spiegel und Spielraum für persönliche Gedanken und Gefühle zu bieten.

Lange habe ich überlegt, wie ich die konkreten Erfahrungen aus meiner Praxis in dieses Buch einfließen lasse. Letztlich entschloss ich mich dazu, auf Fallbeispiele weitgehend zu verzichten. Da meine Praxis sich in einem kleinen Ort befindet, würde ich – selbst bei einer Veränderung von Patientennamen und Lebensumständen – der Spekulation Tür und Tor öffnen.

Dies jedoch möchte ich unbedingt vermeiden. Daher zeige ich nur in einem einzigen Fall exemplarisch, wie ich Gedichte in meiner Sprechstunde einsetze. Die persönlichen Umstände der betroffenen Person, die mit der Veröffentlichung selbstverständlich einverstanden ist, wurden so weit verändert, dass hier keine Gefahr besteht, die Persönlichkeitsrechte eines Menschen zu verletzen.

Dieses Buch will in erster Linie alle jene Menschen erreichen, denen daran liegt, gesund zu bleiben oder es wieder zu werden. Es wendet sich an Menschen, die neue Erfahrungen beim Lesen sammeln wollen und die auf der Suche nach Sinn und Halt in ihrem Leben sind. Und es will auch Ärzte und Psychotherapeuten auf die ungewöhnlichen Möglichkeiten der Therapie mit Poesie aufmerksam machen.

Die ausgewählten Gedichte habe ich nach Themen geordnet, die in der ärztlichen Praxis häufig vorkommen: Trennung, Krankheit, Tod sowie Trost und Hoffnung. Diese Einteilung soll die Anwendung in der Praxis erleichtern. Letztlich entscheidet aber immer der Leser selbst, welches Gedicht auf seine Situation passt und was es ihm persönlich sagen kann. Vielleicht findet er für sich nur ein einziges Gedicht, das ihn anspricht und eine Zeit lang beschäftigt. Vielleicht entfacht diese Lektüre beim ein oder anderen Leser aber auch das Feuer der Poesie. Denn ihre Kraft birgt Wärme in sich und kann Wärme spenden.

Zuletzt möchte ich allen danken, die an diesem Buch mitgearbeitet haben und ohne deren Hilfe es nicht hätte entstehen können: meinen Patientinnen und Patienten, die bereit waren, sich auf ein neues Medium einzulassen und die mich Anteil nehmen ließen an ihren Gefühlen und Gedanken; meinem Mann Anton G. Leitner, der mir die Welt der Gedichte eröffnete und mich bei der Arbeit an diesem Buch mit Rat und Tat unterstützte; seiner Assistentin Gabriele Trinckler, die mit ihm die Auswahl der Texte besorgte, und der Lektorin Karin Fellner, die meine Texte redigierte. Danken möchte ich auch jenen, die mir zeitlich den Rücken freihielten und mir dadurch die Arbeit an diesem Buch ermöglichten: Ingrid Leitner, Dr. Ilona Derr, Regina Paetzold, Irene Plattner, Ulrike Teppert und Angela Steininger. Und last but not least Hiltrud und Joachim Herbst und ihrem Daedalus Verlag für die Idee und die freundschaftliche Zusammenarbeit.

Weßling, im April 2004

Felizitas Leitner

Die Rechtschreibung folgt dem Wunsch der einzelnen Autorinnen und Autoren bzw. den Original-Druckvorlagen.

Namen und Umstände wurden geändert. Jede Übereinstimmung mit lebenden Personen ist zufällig.

I.

LIEBESKUMMER UND TRENNUNGSSCHMERZ

> Die Venus streikt.
>
> *Günter Kunert*

Ada Christen

Nach Jahren

Wie seltsam! Unser feiger Muth
    Läßt alles Elend uns tragen;
O hätten wir doch den echten Muth,
    Das lösende Wort zu sagen.

Wir laufen neben einander her
    Und werden müder und müder;
Ich werde blässer und kränker stets
    Und du wirst kälter und rüder.

O raffe dich auf und fasse Muth
    Und sei zum letzten Mal ein Mann.
Brich du mit einem Wort entzwei,
    Was ich nicht länger tragen kann!

Unsere zwischenmenschlichen Beziehungen tragen ganz erheblich zum Erhalt unserer Gesundheit oder aber zum Entstehen von Krankheiten bei. Für mich als Hausärztin ist es immer wieder überraschend, wie schnell manchmal eine hartnäckige, jeder modernen Therapie trotzende Krankheit verschwindet, wenn sich eine private Konfliktsituation klärt. So stehen chronische Kopf-, Magen- oder Rückenschmerzen, aber auch Herzrasen, Schwindel und andere Leiden oft im Zusammenhang mit belastenden Paarbeziehungen. Eine glückliche Zweierbeziehung ist sicher ein ganz wesentlicher gesundheitsfördernder Faktor.

Mit wenigen, einfachen Worten beschreibt Ada Christen, die im 19. Jahrhundert lebte, das schleichende Gift eines Zusammenlebens ohne Liebe: »Wir laufen neben einander her / Und werden müder und müder«. Müdigkeit ist ein klassisches Symptom der Depression. Wenn die Aussicht auf Glück fehlt, wenn das Leben durch die Verhältnisse bestimmt wird und nicht mehr durch den eigenen Willen, dann wird es als niederdrückende Last empfunden. Schon hier ist der Zusammenhang zwischen dem Partnerkonflikt und der Krankheit offensichtlich. Im folgenden Halbsatz – »Ich werde blässer und kränker stets / Und du wirst kälter und rüder« – wird zusätzlich deutlich, dass jeder Mensch auf die Probleme mit unterschiedlichen Symptomen reagiert. Welche Form die Erkrankung annimmt, hängt unter anderem auch von der Erziehung und vom sozialen Umfeld ab.

Die Sprecherin, die mit ihrer Aufforderung zur Veränderung in der ersten Strophe zunächst sehr emanzipiert und willensstark wirkt, erfüllt in der zweiten Strophe das typische Rollenverhalten einer kranken Frau. Sie rückt vom Partner ab, indem sie sich immer mehr in ihr Schneckenhaus zurückzieht, sie wird »blässer und kränker«. Der Mann wendet sich ebenfalls von ihr ab, aber entsprechend der bis heute gängigen Tabuisierung männlicher Schwäche äußert sich sein Leiden an der Partnerschaft als Kälte und Aggressivität. So entsteht ein Teufelskreis, in dem Mann und Frau gleichermaßen ihre Hilflosigkeit kaschieren und sich immer stärker in die bekannten Rollenmuster zurückziehen. Die beiden, die sich einmal liebten, sind plötzlich Welten voneinander entfernt.

Die Sprecherin sucht in der letzten Strophe nach einem Weg aus dieser aussichtslos erscheinenden Situation, nach einem Befreiungsschlag. Interessanterweise sieht sie aber für sich selbst keine Möglichkeit, die erlösende Trennung zu vollziehen. Entsprechend dem Bild von der schwachen Frau erwartet sie, dass der Mann die Initiative ergreift. In diesem Aufschieben der eigenen Handlung liegt ein Hauptgrund für die beschriebene Depression. So lange sie darauf wartet, dass ihr Partner den notwendigen Schritt unternimmt, bleibt sie abhängig, müde und krank. Nur die Erkenntnis, dass sie selbst ihres Glückes Schmied ist, könnte sie aus der Verstrickung dieser Beziehung befreien.

Das Gedicht erinnert uns daran, wie unendlich schwer eine Trennung sein kann. Seine früheren Hoffnungen zu begraben, einen Schlussstrich zu ziehen, sich aus der Sicherheit des Alltags zu entfernen und etwas Neues, Unbekanntes zu wagen, ist alles andere als einfach. Und doch ist es oft die einzige Möglichkeit für ein Paar, sich aus einer verfahrenen und unerträglichen Beziehung zu befreien. Eine Trennung ist immer auch eine Chance. Ich habe es schon oft erlebt, dass die Partner dadurch eine neue Sicht auf ihre Beziehung bekommen und lernen, ihre eigenen Fehltritte zu erkennen. Manchmal gibt es dann sogar einen neuen Anfang für eine tot geglaubte Liebe. Immer aber steht die Möglichkeit offen, eine andere, glücklichere Partnerschaft zu beginnen.

Günter Kunert

Nächtlings

Die Venus streikt. Sie geht
nun nicht mehr auf. Verlaßner Mond,
der einsam droben steht,
Staub und Gestein, von Blicken bloß bewohnt.

Die Venus streikt. Die Pforte
ist geschlossen. Davor der immergleiche Tor,
dem fehlt der Schlüssel und die Schlüsselworte
und außerdem ein ihm geneigtes Ohr.

So bleibt der Traum: Als würde wer
ihm einen Film der Wunscherfüllung zeigen.
Dann schläft die Seelenhülle erdenschwer.
Bis morgen früh. Der Rest ist Schweigen.

Herr Z. ist sechsundzwanzig Jahre alt und seit langem arbeitslos. Nach seiner Ausbildung zum Verkäufer konnte er Konflikte am Arbeitsplatz nicht bewältigen und wurde krank. Ein Versuch, zu Hause auszuziehen und in einer eigenen Wohnung zu leben, scheiterte, weil es zu Schwierigkeiten mit Nachbarn kam. So lebt Herr Z. wieder bei seinen Eltern, bei denen er sich nicht wohl fühlt, hat chronische Schmerzen sowie immer wieder Suizidgedanken. Sein Alltag besteht aus Besuchen bei Ärzten, Psychotherapeuten, Krankengymnasten, Ergotherapeuten, Beratern von Arbeitsämtern und Reha-Einrichtungen sowie dem Aufenthalt in einer Tagesstätte für psychisch Kranke. Er möchte unabhängig sein, fühlt sich aber ständig hilfsbedürftig. Noch nie hatte er eine längere Beziehung zu einer Frau, obwohl er sich eine eigene Familie wünscht.

Eines Tages verliebt sich Herr Z. in eine Angestellte der Tagesstätte. Wochenlang beherrscht ihn der Gedanke an eine gemeinsame Zukunft. In dieser Zeit sind seine Schmerzen wie weggeblasen. Herr Z. erhofft sich insgeheim die Lösung all seiner Probleme von dieser Liebe, aber nach ersten scheuen Kontakten zieht sich die junge Frau zurück. Als Herr Z. feststellt, dass seine Träume nicht in Erfüllung gehen, reagiert er zunächst mit einem Wechselbad aus Trauer, Selbstmitleid und Aggression. Aber schon nach wenigen Tagen wirkt er gefasst und erklärt mir, es mache ihm nichts mehr aus. Dafür stellen sich seine Schmerzen wieder ein. Er klagt über unerträgliche Bauch- und Kopfschmerzen, die ganz anders und viel schlimmer seien als je zuvor.

In dieser Situation gebe ich Herrn Z. das Gedicht von Günter Kunert in die Hand. Er beginnt sofort, es aufmerksam zu lesen, und nach wenigen Augenblicken füllen sich seine Augen mit Tränen. Seine vermeintliche Souveränität bricht in sich zusammen wie ein Kartenhaus. »Genau das ist es«, schluchzt er. Was ist passiert?

Zunächst hat das Gedicht ihn weggeführt von seiner eigenen Person in eine nächtliche Szenerie. In der ersten Strophe tritt ein Mond auf, der einsam auf »Staub und Gestein« blickt, weil »Venus«, die als Planet, aber auch als Angebetete gesehen werden kann, »streikt«, also den Kontakt verweigert. Herr Z. kann sich diese Situation gut vorstellen. Auch er selbst fühlt sich einsam und zurückgewiesen von der angebeteten Frau. Unverhofft ist er ein Teil des Gedichts geworden und sieht sich in dessen Landschaft versetzt.

Das Bild von der verschlossenen Tür in der zweiten Strophe löst bei ihm besondere Betroffenheit aus. In der Figur des Ausgesperrten, dem jede Annäherung verweigert wird und der hoffnungslos auf die erlösenden »Schlüsselworte« wartet, erkennt er sich selbst. Die Unmöglichkeit, die Türe zum anderen Menschen hin zu öffnen, beschreibt das Kernproblem seines Lebens, unter dem er nach der erfolglosen Beziehung zu der jungen Frau besonders leidet. Das Gedicht endet mit einer messerscharfen Erkenntnis: Der Liebende (hier der Mond) sieht ein, dass seine große Liebe (hier die Venus) ein »Traum«

bleibt. Die ersehnte Beziehung liegt nicht im Bereich einer realen Wunscherfüllung.

Trennungen von geliebten Menschen beinhalten auch immer schon die Auseinandersetzung mit dem endgültigen Abschied, dem Tod. Sie zählen zu den leidvollsten Erfahrungen im Leben. Bei derartigen Erlebnissen neigen wir dazu, den überwältigenden Schmerz zu verbannen und uns vorzumachen, alles sei in Ordnung. Dadurch wird aber ein Dazulernen verhindert und neues Leid in neuen Beziehungen vorprogrammiert. Häufig kommt unser Körper uns in solchen Situationen zu Hilfe, indem er versucht, mit verschiedenen Krankheitssymptomen darauf aufmerksam zu machen, dass etwas nicht »im Lot« ist.

Herrn Z. gelingt es mit Hilfe dieses Gedichts, einen Zugang zu seinen verdrängten Gefühlen zu finden. Der körperliche Schmerz ist nicht länger als Katalysator notwendig, denn er lernt, seine Enttäuschung zu verbalisieren. Damit wird der Weg zum Annehmen des Schmerzes und zum Akzeptieren seiner Situation leichter.

Herr Z. leidet auch danach noch oft unter Schmerzen. Aber er sucht die Ursache nur noch selten in organischen Krankheiten. Wenn ich ihn frage, woher der Schmerz kommt, findet er den Grund fast immer schnell selber: aktuelle Konflikte, die er nicht zufrieden stellend lösen kann.

Klabund

Resignation

Ja, so geht es in der Welt,
Alles fühlt man sich entgleiten,
Jahre, Haare, Liebe, Geld
Und die großen Trunkenheiten.

Ach, bald ist man Doktor juris
Und Assessor und verehlicht,
Und was eine rechte Hur is,
Das verlernt man so allmählicht.

Nüchtern wurde man und schlecht.
Herz, du stumpfer, dumpfer Hammer!
Ist man jetzt einmal bezecht,
Hat man gleich den Katzenjammer.

Als Hausärztin erlebe ich immer wieder Menschen, deren Beschwerden aus unerklärlichen Gründen nicht besser werden. Ein gutes Beispiel sind Rückenschmerzen: Viele Menschen besuchen deswegen eine Rückenschule, machen täglich Krankengymnastik, trainieren mehrmals in der Woche im Fitness-Studio, aber sie werden die Leiden nicht los. Ein Gedicht wie das von Klabund kann Klarheit über mögliche Ursachen von hartnäckigen Schmerzen schaffen.

Der Ich-Sprecher, der eine Art Bilanz seines Lebens aufstellt, verbucht im Rückblick trotz gesellschaftlicher Erfolge mehr Verluste als Gewinne. Er fühlt, dass ihm die Jugend und das damit verbundene Lebens- und Liebesgefühl »entgleiten«. Seine erfolgreiche Laufbahn, die errungenen beruflichen Titel, ja selbst die Ehe erscheinen ihm plötzlich schal. Der Sprecher hat gelernt, seine Emotionen zu rationalisieren, und dabei verlernt, die »großen Trunkenheiten« zu genießen. Diese vernünftige Nüchternheit wird aber als »schlecht« empfunden. Das eigene Herz, der Sitz aller Gefühle, ist nur noch eine Maschine, die entleert von Empfindungen ihre monotone Arbeit verrichtet.

Aus der geregelten Lebensbahn gibt es scheinbar keine Ausbrüche mehr, die das Herz dazu bringen könnten, schneller zu schlagen. Wie viel Heiterkeit mag der Sprecher in früheren Jahren bei einem Umtrunk mit Freunden erlebt haben? Wie viel Aufregung und Lebenslust empfand er bei wechselnden Liebesabenteuern, im Vergleich zu denen der Ehealltag mit seiner ritualisierten Sexualität langweilig wirken muss? Nun fehlt seinem Leben alle Würze, es hält scheinbar keine Überraschungen mehr für ihn bereit. Der Versuch, die alten Hochgefühle mit Hilfe von Alkohol herbeizuzwingen, führt nicht zum erhofften Ergebnis, sondern in den »Katzenjammer«, in die Depression. Dieser resignierte Schluss macht deutlich, dass dem Ich-Sprecher selbst kleine Fluchten aus dem Alltag nicht mehr gelingen wollen.

Wie soll ein solch trauriges Gedicht einem von chronischen Rückenschmerzen geplagten Menschen helfen? Der Verlust von Lebendigkeit und Beweglichkeit, im körperlichen wie im seelischen Sinn, kann zur Aufrechterhaltung von Rückenschmerzen beitragen. Ein erster Schritt zur Heilung könnte hier in der Wahrnehmung der eigenen Lebenssituation liegen. Wenn wir uns der Verluste bewusst werden, wenn wir offen zugeben, dass uns Liebeswonnen und Abenteuer fehlen, dann können wir auch Trauer über das Verlorene zulassen. Und wenn wir richtig traurig sind, finden sich manchmal Wege, die ausgetretenen Bahnen zu verlassen und wieder ein Stück lebensfroher, beweglicher und damit auch schmerzärmer zu werden.

Emerenz Meier

Mißgeschick

Ich hab einen Mann und hab ein Kind
Und lieb dies, mein eigenes Blut,
Auch bin ich fleißig und häuslich gesinnt,
Das ist ja alles sehr gut.
Ich bleibe daheim und scheine vergnügt,
Den Geist laß' ich sumpfig und brach;
Doch ob man nicht leidet und ob man nicht lügt? –
Dem frägt kein Teufel was nach.

Einst konnt' ich dichten und erntete Lob,
Da war ich trotzig gesinnt,
Hing, ob man mich bis zum Himmel erhob,
Den Mantel nie nach dem Wind.
»Frei sei der Dichter!« ein schönes Wort!
Doch daß ich es lebte, brach
Mir bald das Genick und ich mußte fort, –
Kein Teufel fragte darnach.

Nun hab ich zu leben und dichten verlernt,
Ich bin »des armen Manns Frau«.
Mein innerstes Wesen dünkt mich entkernt,
Mein Streben ist ziellos und lau.
Man nennt mich ja gut, man lächelt mir zu,
Doch wenn einst das Herz mir brach
Und ich in der kühlen Erde ruh, –
Kein Teufel frägt was darnach.

Obgleich die Autorin dieses Gedichts vor hundertdreißig Jahren geboren wurde, können sich bestimmt auch im 21. Jahrhundert noch viele Frauen mit der von ihr beschriebenen Situation identifizieren. Anders als Emerenz Meier, die aus Armut nach Amerika gehen musste und dort eine unglückliche Ehe einging, heiraten heute die meisten Frauen freiwillig. Auch die Einschränkung der Berufstätigkeit erfolgt meist auf eigenen Wunsch. Dennoch stellt der Spagat zwischen dem Streben nach Autonomie einerseits und dem Angebundensein an eine Familie andererseits auch für heutige Frauen nicht selten eine Zerreißprobe dar, die zu Krankheiten führen kann.

In der ersten Strophe beschreibt die Sprecherin eine Familienidylle, in der sie selbst als liebende Ehefrau und Mutter und als kompetente Hausfrau auftritt. Auf ihre Mitmenschen wirkt sie »vergnügt«, aber sie selbst spürt, dass ein Teil von ihr brachliegt: der »Geist«. Dieses Mangelgefühl wird von ihrer Umgebung aber nicht wahrgenommen.

Es folgt der Rückblick auf ein freieres Leben. »Einst« konnte die Dichterin ihrem »Geist« Ausdruck verleihen, ihre Fähigkeiten waren allgemein anerkannt. Die Sprecherin artikuliert hier vor allem ihren Stolz darüber, dass sie sich vom Lob der anderen nicht korrumpieren ließ. Allerdings kostete sie diese selbstbewusste Freiheit letztendlich ihre Karriere. Sie sah sich dazu gezwungen, fortzugehen und den Ort ihrer Erfolge hinter sich zu lassen. Wie die erste Strophe mündet auch die zweite in der enttäuschten Erkenntnis, dass die Mitmenschen sich gegenüber dem Einzelnen ignorant verhalten. Beim Sturz der von ihnen favorisierten Dichterin wenden sie die Blicke ab.

In der dritten Strophe wird ein bitteres Fazit aus der Lebenssituation als Hausfrau und Mutter gezogen. Die Sprecherin gilt nur noch als Anhängsel ihres Mannes, nicht als eigene Person. Sie selbst fühlt sich wie ausgehöhlt, hat keine Kraft und Lebenslust mehr. Der Anreiz zur Selbstverwirklichung fehlt, der Blick ist verengt auf die monotonen Arbeiten des Alltags. Auch die Zuneigung und das Lob, das andere ihr zukommen lassen (»Man nennt mich ja gut«), kann sie nicht aufrichten, da es nur ihre Oberfläche betrifft. Die Vorstellung, dass selbst ihr Tod keine Fragen nach ihren wahren Wünschen auslösen könnte, bildet die abschließende Anklage des Gedichts.

Wie kann dieses Gedicht helfen? Das größte Leid der Emerenz Meier, das sie in jeder Strophe betont, ist ja die Ignoranz der anderen: »Kein Teufel frägt was darnach«. Das Schlimmste scheint zu sein, dass die Umwelt allzu bereit ist, sie auf die wahrgenommene Rolle zu reduzieren. Auch heute noch leiden zahlreiche Frauen darunter, dass sie während der Kinderpause nur als Hausfrau und Mutter wahrgenommen werden und keiner jene Fähigkeiten anerkennt, die sie zu Zeiten ihrer Berufstätigkeit unter Beweis gestellt haben. Umgekehrt spricht man aber auch oft so genannten »Karrierefrauen« bestimmte Eigenschaften ab, nur weil sie keine Kinder haben. Das Gedicht könnte helfen, derartige einengende Zuschreibungen zu erkennen und vielleicht auch zu überwinden.

Anton G. Leitner

Gedanken, Fieber

Es kann nicht
Was du –

Aber es ist
Was wir –

Und es
War doch –

Aber es ist
Nicht mehr.

Wie können Gedanken zu einem Fieber werden? Beim
Lesen dieses Gedichts, das aus wenigen Worten und vielen
Leerstellen besteht, denkt man unwillkürlich an Albträume, aus
denen man morgens wie gerädert erwacht. Die Verse erinnern
an schlaflos verbrachte Nächte, an das unruhige Hin- und Her-
wälzen im zerwühlten Bett, an das angestrengte Kreisen der
Gedanken.

Was hat diesen Zustand ausgelöst? Mit äußerst sparsamen
Worten deutet Anton G. Leitner hier die Ursache des fiebri-
gen Zustandes an: »Es kann nicht / Was du –«. Ein »Du«, eine
andere Person, hat etwas getan, das im wörtlichen Sinne unbeschreiblich ist, weil es gar nicht sein »kann«. Um was es sich
handeln könnte, wird nur mit einem Gedankenstrich angedeutet, wir können uns selbst überlegen, was dieses Unfassbare
wohl gewesen sein mag.
Im Gegensatz zur Tat dieser einzelnen Person wird in der
zweiten Strophe auf eine gemeinsame Aktion Bezug genommen, die wieder nur mit einem Gedankenstrich angedeutet ist.

Die Feststellung »es ist« verleiht der Aussage, die sich offensichtlich auf ein gemeinsames Erlebnis von »Du« und Ich-Sprecher bezieht, eine gewisse Sicherheit.

In der nächsten Strophe verliert sich aber diese Sicherheit durch den Zeitwechsel in die Vergangenheit. Was im vorigen Vers noch als stabiles Faktum daherkommt, steht jetzt schon auf wackligen Füßen, da es nicht mehr aktuell ist (»es / War«).

In der letzten Strophe, der einzigen, die ohne Gedankenstrich endet, folgt die Auflösung der unruhigen Spannung. Die Feststellung »es ist / Nicht mehr« spricht die gefürchtete Erkenntnis aus, die als Resultat der Gedankenkette stehen bleibt: Die unbeschreibliche Tat des »Du« hat offensichtlich das Ende der Partnerschaft in Gang gesetzt und den (verlassenen?) Sprecher auf fast unerträgliche Weise getroffen, so verletzt, dass es ihm nahezu die Sprache verschlagen hat.

Anton G. Leitner, Jahrgang 1961, schrieb das vorangehende Gedicht im Alter von zweiundzwanzig Jahren. Für einen so jungen Menschen ist das Zerbrechen einer großen Liebe ein Ereignis, das sein Leben bis in die Grundfesten erschüttern kann. Die meisten Jugendlichen glauben auch heute noch an die großen Werte Liebe und Treue und können bis zur Selbstauflösung hingabefähig sein. Das Ende einer Jugendliebe ist daher ein Ereignis, das häufig körperliche und seelische Krankheiten nach sich zieht. Einige Jugendliche werden depressiv bis zum Suizid, andere entwickeln Angststörungen. Bei dritten zeigen sich organische Beschwerden wie Herzrasen, Atemnot oder Bauchschmerzen. Wenn wir als Ärzte mit jungen Menschen in einer solchen Situation zu tun haben, ist es oft hilfreich, uns an ähnliche eigene Erfahrungen zu erinnern. Was hat uns damals geholfen, was stürzte uns noch tiefer in die Verzweiflung?

Gut gemeinte Ratschläge wie »die Zeit heilt alle Wunden« oder »auch andere Mütter haben schöne Töchter / Söhne« sind zu allgemein, um dem Gefühl der Einzigartigkeit in einer solchen

Situation gerecht zu werden. Am wichtigsten für einen trauernden Menschen ist die Sicherheit, verstanden zu werden und nicht alleine zu sein. Sich Zeit zu nehmen und Mitgefühl zu signalisieren, ist auch oder gerade dann hilfreich, wenn junge Menschen schroff und abweisend wirken und jede Hilfe ablehnen. Umso mehr brauchen sie die unaufdringliche Anwesenheit von Freunden und Familie.

Vielleicht kann mit diesem Beistand das Unaussprechliche, das Unfassbare ihres Erlebens wie in diesem Gedicht einen Ausdruck finden und damit anfangen, Vergangenheit zu werden.

Betty Paoli

Trennung

Was wir gelitten und erduldet
Durch meine Fehler, deine Schwächen,
Was du geirrt, was ich verschuldet –
Wir wollen nicht darüber sprechen.

Wer an dem Zwiespalt unsrer Tage –
Zu lösen nicht und nicht zu schlichten, –
Die größ're Schuld, die klein're trage,
Wir wollen nicht darüber richten.

Ich weiß nur Ein's! nur Eines fühle
Im Herzen ich, dem trauervollen:
Wir hätten in dem Weltgewühle
Uns nun und nimmer finden sollen.

Und da wir dennoch uns gefunden,
So laß uns zürnen nicht und klagen
Ob all den Schmerzen und den Wunden,
Die Ein's dem Andern wir geschlagen.

Nicht böser Wille ist's gewesen,
Der uns gebracht so herbe Leiden;
Uns trennet unser tiefstes Wesen,
Der Gott im Innern heißt uns scheiden.

Sich zu verlieben ist eine der schönsten Erfahrungen, die man
im Leben machen kann. Eine Liebe zu verlieren, ist wohl eine
der bittersten. Wie kann man die schwierige Aufgabe meistern,
sich von dem Menschen, mit dem einst alle Hoffnungen auf
ein glückliches Leben verbunden waren, so zu trennen, dass

der Schmerz über den Verlust der Liebe nicht noch größer, die Wunden nicht noch tiefer werden?

Nur wenigen Menschen gelingt es, fair und in Würde auseinander zu gehen. Meist verharren diejenigen, die sich in einer Trennungssituation befinden, in gegenseitigen Vorwürfen. Da jeder sich die unbeschwerte Liebe der ersten Zeit zurückwünscht, liegt es nahe, dass jeder dem anderen die Schuld am Scheitern zuweist. Eigene Fehler werden meist ausgeblendet. Die Beschuldigungen lenken davon ab, sich der neuen Situation bewusst zu werden: Solange man damit beschäftigt ist, sich gegenseitig Vorwürfe zu machen, hat man keine Zeit, sich dem Ablösungsprozess und der notwendigen Trauerarbeit zu stellen.

Der Ich-Sprecherin in Betty Paolis Gedicht gelingt es, diese psychologische Falle zu vermeiden. Sie deutet zwar zunächst an, dass Fehler gemacht wurden – und zwar auf beiden Seiten. Gleich darauf ruft sie aber dazu auf, »nicht darüber [zu] sprechen« und auch »nicht darüber [zu] richten«. Damit wendet sie sich bewusst von dem Teufelskreis gegenseitiger Schuldzuweisungen ab. In der deutschen Rechtsprechung hat es lange gedauert, bis sich die Erkenntnis durchsetzte, dass es keine klaren Grenzen zwischen »Schuld« und »Unschuld« geben kann und dass eine solche Etikettierung in Trennungssituationen niemandem weiterhilft.

In den folgenden Versen wünscht sich die Sprecherin, den geliebten Menschen nie kennen gelernt zu haben. Dieser Wunsch verdeutlicht die emotionale Last der Trennung: Offenbar erscheint die Vorstellung, nie geliebt zu haben, erträglicher als die Vorstellung, nach einer großen Liebe wieder alleine zu sein.

Dies ist ein durchaus moderner Konflikt. Häufig erlebe ich in meiner Praxis junge Menschen, die so große Angst vor den schmerzhaften Folgen einer Liebe haben, dass sie sich überhaupt nicht auf eine Beziehung einlassen wollen. Die Latte,

an der sie einen möglichen Partner messen, wird so hoch ge-
hängt, dass kein lebender Mensch den Erwartungen je gerecht
werden kann. Viele glauben, wenn ihr zukünftiger Partner nur
all ihren Wünsche entspräche, könne es keine Enttäuschungen
geben. Das Klammern an die Idealvorstellungen einer rundum positiven Beziehung ist jedoch irreführend. Ist die Liebe
nicht vielmehr ein Gefühl, das ein unvollkommener Mensch für
einen anderen unvollkommenen Menschen empfindet? Jede
Liebe, auch die scheinbar vollkommenste, wird von Menschen
gelebt und bringt daher unvermeidlich auch Schmerzen und
Enttäuschungen mit sich.

Nachdem die Sprecherin in den letzten beiden Strophen noch
einmal sich selbst und ihr Gegenüber mahnt, nicht zu »zürnen«
und zu »klagen«, findet sie einen Weg aus der schwierigen Situation. Der Blick wird von der Vergangenheit abgezogen und
auf die Gegenwart gerichtet. Damit geht der Versuch einher, die
Lage, so bitter sie sein mag, zu akzeptieren. Diese Akzeptanz
bildet bereits den ersten Schritt zur Überwindung der Enttäuschung. Statt sich gegenseitig die Ursache von Verletzungen zu-
zuschieben, wird hier die schmerzhafte Situation als Tatsache
wahrgenommen und der Versuch gemacht, sie als gegeben hin-
zunehmen. Damit öffnet sich der Blick auch nach vorne, in eine
in diesem Augenblick noch ungewisse Zukunft.
   In der letzten Strophe wird die Ursache für das Auseinan-
derbrechen der Beziehung als »der Gott im Innern« benannt.
Damit wird die Verschiedenartigkeit der persönlichen Wesens-
züge erkannt und anerkannt: Die unterschiedlichen Sehnsüch-
te, Wertvorstellungen und Lebensziele der Partner waren nicht
vereinbar und boten damit keine Basis für ein dauerhaftes
Miteinander. Indem die Sprecherin nicht nur den eigenen »Gott
im Innern«, sondern auch den des Partners akzeptiert, zeigt
sie wahre menschliche Größe. Das Absehen von eigenen emo-
tionalen Verstrickungen und die Akzeptanz des anderen können eine psychische Sackgasse vermeiden. Dass beide Beteili-
ligten ihrem Innersten folgen und ihren persönlichen Weg

gehen müssen und dass dies kein böser Wille ist, gehört zu den fruchtbaren Erkenntnissen dieses Gedichts.

Wenn es einem Menschen gelingt, in der Trennungssituation die Eigenheiten des anderen anzuerkennen, auch wenn diese Anerkennung noch so schmerzlich sein mag, dann kann er frei werden für seine eigenen Wege und vielleicht auch für eine neue, zukünftige Beziehung.

Maik Lippert

für Katharina

BEGEGNEN IST MIT DIR
wie abschied nehmen
leg ich die hand nur an
deine schenkel
verheddre ich mich gleich
am dünnen schlauch
der falschen nabelschnur
zur pumpe
die dir die zeit einteilt
in insulinrationen
ich seh die uhr auf dem display
und zähl im kopf die stunden

Das hier vorgestellte Gedicht von Maik Lippert beginnt mit einer traurigen Feststellung: »BEGEGNEN IST MIT DIR / wie abschied nehmen«. Wo man Gemeinsamkeiten, einen innigen Austausch, ein Liebestreffen erhofft, findet in Wirklichkeit ein Abschied statt. Was hat es damit auf sich?

Die folgenden Zeilen konkretisieren zunächst die Szene der Begegnung. Das Sprecher-Ich legt seine Hand auf die Schenkel der Angesprochenen, doch dann »verheddre ich mich gleich / am dünnen schlauch«. Schon beim ersten Versuch einer Annäherung wird die zärtliche Berührung gestört und das Liebesspiel unterbrochen durch medizinische Gerätschaften, die den Weg zur Geliebten verstellen. Der »dünne schlauch«, der wie eine falsche »nabelschnur« mit dem geliebten Körper verbunden ist, hängt an einer Insulinpumpe. So wie die Nabelschnur das Ungeborene mit lebenswichtigem Blut versorgt, führt der Schlauch der offenbar Zuckerkranken das lebenswichtige Insulin zu. Die beschriebene Pumpe dient auch dazu, die notwendigen Insulinrationen zeitlich optimal zu verteilen. Die Zeit spielt aber nicht nur für die medizinische Versorgung eine wichtige Rolle: »ich seh die uhr auf dem display / und zähl im kopf die stunden«. Die an der Vorrichtung angebrachte Uhr zeigt dem Sprecher nicht nur den Termin der nächsten Insulinration an, sondern auch die noch verbleibenden Stunden mit der Geliebten. Die Uhr erinnert an die begrenzte Dauer ihres Zusammenseins, an den bevorstehenden Abschied, auf den der Anfangsvers schon anspielt. Sind es vielleicht sogar die Stunden ihrer Liebe, die hier ablaufen, weil die Krankheit sie unmöglich macht? Vielleicht sogar die Stunden des Lebens dieser Diabetikerin, die durch die Krankheit begrenzt sind? Auf jeden Fall wirkt die Krankheit wie ein Hindernis, wie eine Störung der Beziehung, die an die Zerbrechlichkeit der Körper und auch an die Vergänglichkeit von Liebesbegegnungen erinnert.

Die traurige Perspektive des Abschiednehmens überwiegt in diesem Gedicht. Dass Krankheit Menschen voneinander entfremden kann, ist wohl einer ihrer schwierigsten Aspekte. Nicht selten sind Trennungen die Folge. Der gesunde Partner oder die gesunde Partnerin können sich häufig nicht in der Rolle des Helfers oder der Krankenpflegerin sehen. Sie hatten sich ein Leben zu zweit anders vorgestellt, mit gleichberechtigten Rollen. So kann Krankheit eine Liebesgeschichte beenden und lässt die einstigen Liebenden enttäuscht zurück. Die Trauer über eine derartige Entfremdung und über alle bevorstehenden Abschiede klingt in Maik Lipperts ungewöhnlichem Gedicht an.

Heinrich Heine

Was will die einsame Träne?
Sie trübt mir ja den Blick.
Sie blieb aus alten Zeiten
In meinem Auge zurück.

Sie hatte viel leuchtende Schwestern,
Die alle zerflossen sind,
Mit meinen Qualen und Freuden,
Zerflossen in Nacht und Wind.

Wie Nebel sind auch zerflossen
Die blauen Sternelein,
Die mir jene Freuden und Qualen
Gelächelt ins Herz hinein.

Ach, meine Liebe selber
Zerfloß wie eitel Hauch!
Du alte, einsame Träne,
Zerfließe jetzunder auch!

Dieses Gedicht von Heinrich Heine beleuchtet eine Lebenssituation, in der die Trennung von einem geliebten Menschen lange vorbei ist und der Sprecher sich längst in einer anderen Lebensphase befindet.

Gleich zu Beginn des Textes steht eine »einsame Träne«, die den Blick »trübt« und damit Anlass bietet, nach innen zu sehen und der Herkunft dieser Träne nachzusinnen. Eine melancholische Stimmung hält den Sprecher gefangen, er gibt sich nostalgischen Erinnerungen an »alte Zeiten« hin. Wir haben wohl alle schon einmal Momente erlebt, in denen uns ein Bild, ein Geruch, eine Stimme oder eine Melodie plötzlich in eine längst vergangene Situation versetzten. Auch der Sprecher in Heines Gedicht erinnert sich lebhaft an die vielen Tränen, die er in der Vergangenheit vergoss und von denen die jetzige nur eine späte »Schwester« ist. Tränen der »Qualen und Freuden« sind Ausdruck starker gegensätzlicher Gefühle, die oft mit der Verliebtheit Hand in Hand gehen. Diese längst »zerflossenen« Tränen haben ihren Ursprung in den »blauen Sternelein«, die die großen Emotionen in das »Herz« des Sprechers »gelächelt« haben. Die heiteren und zugleich fernen »Sternelein« können hier als Bild für die Augen der Geliebten gelesen werden. Doch auch diese Augen haben sich inzwischen »wie Nebel« aufgelöst, die Erinnerung an sie ist verblasst.

Sehr pragmatisch stellt der Sprecher in der letzten Strophe fest, dass die einstige Liebe und die mit ihr verknüpften Stimmungsschwankungen Vergangenheit sind. Er erinnert sich zwar noch an die Liebe, aber er liebt nicht mehr, er erinnert sich zwar noch an die Trauer, aber er trauert nicht mehr. Den Schluss bildet die Erkenntnis, dass die eingangs beschriebene einsame Träne keine Berechtigung mehr hat. Mit der Forderung, auch sie solle als letztes Überbleibsel »zerfließen«, distanziert sich das lyrische Ich von der anfänglichen Melancholie.

Der Sprecher in diesem Gedicht schafft es, eine gesunde Balance zwischen seiner aktuellen Lebenssituation und der erinnerten Liebe zu halten. Weder verdrängt er die Vergangenheit, noch flieht er aus der Gegenwart. Die Erinnerungen an alte Erlebnisse, an die Freuden wie die Leiden einer vergangenen Liebe, werden zugelassen, ja mit Hilfe der Verse wieder heraufbeschworen. Aber sie vereinnahmen das lyrische Ich nicht völlig, sondern werden mit einer bewussten, etwas selbstironischen Geste gleichzeitig auf Distanz gehalten. So bleibt der Sprecher trotz der intensiven Erinnerungen an »zerflossene« Gefühle ganz in seiner aktuellen Lebenssituation.

Wie schön wäre es, wenn auch wir immer so gelassen mit unseren Lebenserfahrungen umgehen könnten. Ich glaube, dass der Bogen dieses Gedichts von banger Frage zu heiterer Selbstbehauptung in vielen Situationen Mut machen kann.

Johann Wolfgang Goethe

Neue Liebe, neues Leben

Herz, mein Herz, was soll das geben,
Was bedränget dich so sehr?
Welch ein fremdes neues Leben –
Ich erkenne dich nicht mehr.
Weg ist alles, was du liebtest,
Weg, worum du dich betrübtest,
Weg dein Fleiß und deine Ruh –
Ach, wie kamst du nur dazu?

Fesselt dich die Jugendblüte,
Diese liebliche Gestalt,
Dieser Blick voll Treu und Güte
Mit unendlicher Gewalt?
Will ich rasch mich ihr entziehen,
Mich ermannen, ihr entfliehen,
Führet mich im Augenblick
– Ach – mein Weg zu ihr zurück.

Und an diesem Zauberfädchen,
Das sich nicht zerreißen läßt,
Hält das liebe lose Mädchen
Mich so wider Willen fest.
Muß in ihrem Zauberkreise
Leben nun auf ihre Weise;
Die Verändrung, ach, wie groß!
Liebe, Liebe, laß mich los!

Der Titel dieses Gedichts erinnert fast an einen Schlagertext –
aber ganz so einfach wie in vielen Schlagern gestaltet sich die
»Liebe« bei Goethe dann doch nicht. Schon die unmittelbare
Anrede des eigenen Herzens am Anfang signalisiert, dass es

sich hier nicht um eine vergangene Beziehung handelt, sondern um die Phase frischer Verliebtheit. Verliebt zu sein, so gaukeln es uns die Schlager gerne vor und so glauben wir auch selbst, ist ein wunderschönes Gefühl. Wir sehnen es herbei und wir trauern ihm nach.

Der Sprecher dieses Gedichts hingegen erlebt seinen Zustand weniger positiv. In der ersten Strophe beschreibt er eine große innere Unruhe und Befremdung. Er erkennt sein eigenes Herz nicht mehr. Alles, was ihm bisher wichtig war, was seinem Leben Halt und Orientierung bot, was seinen Gefühlshaushalt bestimmte, ist verschwunden. Die Frage nach der Ursache für diese verwirrende Veränderung wird dringlich gestellt.

Die zweite Strophe enthält in Frageform schon die Antwort: Ursache seiner Unruhe ist wohl eine junge Frau, deren Jugend und Schönheit den Sprecher wie mit Zauberbanden »fesselt«. Das Wort »Gewalt« deutet an, dass diese Fessel nicht nur als Wohltat empfunden wird. Vielmehr hat das lyrische Ich den Eindruck, nicht mehr Herr seines Willens zu sein, von der Frau mit unwiderstehlicher Kraft angezogen zu werden. Der Sprecher empfindet sich selbst nicht als handelnden Menschen, sondern als passives, hilfloses Opfer seiner Gefühle. Er kann dem Liebesbann nicht entfliehen, selbst wenn er es versucht. Er ist in einem Bannkreis gefangen, der ihn immer wieder zu der Frau zurückführt.

In der dritten Strophe beschreibt der Sprecher schließlich das »liebe lose Mädchen« als Herrin, die ihn selbst am Gängelband führt. Er wünscht sich, der Macht dieser Liebe zu entkommen, nicht länger dem Willen dieser Frau unterworfen zu sein. Ob das Flehen nach Befreiung allerdings ernst gemeint ist oder ob der Sprecher mit seinem Zustand kokettiert, bleibt offen.

Das Verliebtsein als Fremdherrschaft: Diese Beschreibung mag jemandem, der unter der Einsamkeit leidet und sich sehnlichst einen geliebten Partner wünscht, fast zynisch erscheinen. Tatsächlich scheint der Ich-Sprecher in diesem Gedicht die Partnerschaft nicht zu ersehnen, sondern fast schon zu fürchten und zu fliehen.

Wie auch immer man die eigene Verliebtheit erfährt, ob man sie als positiv oder als verwirrend empfindet: Man sollte sie auch als Chance sehen, alte Wege zu verlassen und Neues zu wagen. Ambivalente Gefühle, wie sie in diesem Gedicht beschrieben werden, könnten zum Katalysator für wichtige Entscheidungen werden: Will ich wirklich eine Liebesbeziehung eingehen? Oder löse ich mich lieber aus dem Bann und bleibe bei mir selbst in »Fleiß« und »Ruh«?

II.

KRANKHEIT

Genesen bedeutet
drei Stufen steigen,
zweimal straucheln,
einmal fallen.

Robert Gernhardt

Johannes Kühn

Krankheit

Mit meiner Krankheit halt ich Bettgeflüster.
Was wird sie mir schon bringen?
Fiebertage,
Fiebernächte,
Schweiß, als käm ich aus dem Bad.
Ich liege,
als hätte man mich angespuckt.
Prügelnde Fäuste,
mein ich,
seien über mich hergefallen.
Durst quält,
als hätt ich Salz geleckt.

Ja, bring die besten Speisen, Schwester,
laß Rotweinflaschen glänzen,
Kuchen strahle
gelb in Sommerfarb,
Trostreden sprich,
um meinen Haß zu mildern!

Erzähle, wie es anderen schon ergangen ist,
und wie sie litten,
Unzählige.
Beweg den Tag in meine Näh,
an dem ich aufersteh,
gesund und prächtig,
mit allen Sinnen heil.

Und wer in meiner Straße
mich schon einlädt
zu einem freundlichen Besuch,
den nenn mir gönnerisch.

Laß ein zu mir
die Tröster jetzt.

Das Zimmer schwankt,
die Bessrungswünsche
sind wie lauer Regen,
der verdunstet.
Das Licht mit seinem Silber,
das Dunkel mit dem öden Pech,
erlebt wie Unrat,
den man an mich wirft,
sind, hoff ich,
anderen noch Segen.

Wenn wir ehrlich sind, müssen wir zugeben: Wir wissen zwar, dass wir jederzeit ernsthaft krank werden könnten, aber wir rechnen nicht wirklich damit. Krankheiten treffen, so meinen die Gesunden, immer nur die anderen. Eine Krankheit, gar ein Krankenhausaufenthalt, reißt daher die meisten Menschen unvermittelt aus einem als sicher empfundenen Alltag. Plötzlich liegt man in einem Krankenhausbett, in ungewohnter Umgebung, zum Nichtstun gezwungen, konfrontiert mit den Schwächen seines Körpers. Natürlicherweise kreisen die Gedanken dann intensiv um die eigene Situation.

So geht es auch dem lyrischen Ich im Gedicht von Johannes Kühn. Es liegt im Bett und hält »Bettgeflüster« mit seiner Krankheit, die ihm vertraut erscheint wie ein geliebter Partner. Es fragt sich und sie, wie es mit ihnen beiden wohl weitergehen wird.

In der ersten Strophe fallen die Prognosen trüb aus: Fieber, Schweiß, prügelnde Fäuste und Durst, das sind keine angenehmen Aussichten. Doch kaum haben die Leser sich in die missliche Situation eingefunden, öffnen sich mit der zweiten Strophe freundlichere Perspektiven. Der Sprecher fordert eine Schwester, wahrscheinlich die Krankenschwester, auf, ihn mit allem zu versorgen, was er mit Lebenslust und Vitalität verbindet: mit den besten Speisen, mit Rotwein, Kuchen und Trostreden. Alles soll dazu dienen, seinen »Haß« auf die eigene Ohnmacht und die Schmerzen zu mildern. Ob es im Krankenhaus solchen Trost wohl gibt? Oder bleibt es nur beim Wunsch, beim trotzigen Versuch, der Krankheit und Tristesse Paroli zu bieten? In der nächsten Strophe füllt der Sprecher die oben erwünschten Trostreden mit Inhalt. Er möchte hören, dass andere das Gleiche erlitten haben wie er, dass er also nicht allein ist mit seinem Leid. Vor allem möchte er, dass die Genesung in erreichbare Nähe rückt.

Die Fantasien von der Rückkehr in ein gesundes Leben führen den Sprecher in der nächsten Strophe förmlich aus dem Krankenzimmer hinaus, zurück in die vertraute Alltagsumgebung. Er möchte hören, wer zu Hause, »in meiner Straße«, ihn schon einlädt zu einem Besuch. Die Vorstellung, von Nachbarn eingeladen zu werden, scheint den Gipfel der Gesundheit zu verkörpern. Voller Hoffnung bittet er, »die Tröster« zu ihm einzulassen.

Es erscheint interessant, dass der Wunsch nach Gesundheit hier in erster Linie nicht auf Körperfunktionen bezogen, sondern mit Geselligkeit verbunden wird. Es wird nicht davon gesprochen, dass dieses oder jenes Organ wiederhergestellt werden sollte. Wir erfahren nicht einmal, an welcher Krankheit der Sprecher leidet.

Die WHO, die Weltgesundheitsorganisation, definiert Gesundheit als völliges körperliches, seelisches, geistiges und soziales Wohlbefinden. Wie Recht sie damit hat, zeigt dieses Gedicht. Nicht selten wird das von uns Ärzten vergessen: Wir konzentrieren uns auf die Wiederherstellung des Körpers, ohne uns um die anderen Aspekte der Gesundheit zu kümmern. Auch eine Gesundheitspolitik, die nur noch an Kostenminimierung interessiert scheint, läuft Gefahr, den Menschen auf seine Körperlichkeit zu reduzieren.

In der letzten Strophe nimmt der Text noch einmal eine unerwartete Wende. Plötzlich »schwankt« das Zimmer und die Realität der Krankheit holt den Sprecher wieder ein. Selbst die guten Wünsche erscheinen irreal, sie »verdunsten« wie der sprichwörtliche Tropfen auf dem heißen Stein. Der Sprecher erlebt Licht und Dunkel, Tag- und Nachtseite des Lebens, als »Silber« und »Pech«. Beides erscheint ihm »wie Unrat, / den man an mich wirft«, er fühlt sich dem Geschehen passiv ausgeliefert. In den letzten Nebensätzen schließlich versucht der Kranke, Distanz zur eigenen Situation zu gewinnen, indem er an andere Menschen denkt und hofft, dass Licht und Dunkel »anderen noch Segen« sind.

Fast könnte man am Schluss des Gedichts meinen, der Sprecher sei verschwunden. Jedenfalls bleiben wir Leser ein wenig ratlos zurück: Wo und wie befindet er sich jetzt? Die Aussage erscheint entrückt, wie von einem jenseitigen Ufer gesprochen. Gerade die letzte Zeile klingt beinahe wie das Vermächtnis eines Toten.

Die Franzosen nennen den Liebesakt manchmal »la petite mort«, den »kleinen Tod«. Kühn zeigt uns mit diesem Gedicht, dass auch eine Krankheit ein kleiner Tod sein kann, ein Vorwegnehmen des endgültigen Abschieds. Die Forderung nach Gesundheit und Trost tritt schließlich zurück und die Loslösung von der vertrauten Lebenswelt erscheint am Ende fast leicht.

Maria Luise Weissmann

Der Kranke

Manchmal hebe ich meine Hände von der Decke ins Licht.
Nicht lange, denn sie sind schwer; und sehe wie das Licht
Sie umflicht mit einem roten Geäst von Blut.
Ich fühle eine fremde Wärme, die mir nicht wehe tut,
Mich in einen milden Schlafschleier spinnen.
Alle Menschen kommen und gehn und sind gut.
Sie sagen: ich leide. Doch ich vergaß das. – Leid? –
Ich kann mich dunkel immer nur auf eins besinnen:
Irgendwo in der Ferne vergeht die Zeit.
Irgendwo in der Ferne muß mein Leben verrinnen.

Was geht wohl in einem kranken Menschen vor, der hilflos in
seinem Bett liegt? Diese Frage stellen wir Gesunden uns immer dann, wenn wir mit der Krankheit eines anderen konfrontiert sind. Gerade dann, wenn wir selbst noch nie ernsthaft
krank waren. Die Tatsache, dass der Kranke zwar die Welt der
Gesunden kennt, die Gesunden aber nicht seine, scheint eine
fast unüberwindliche Kluft zu schaffen.

Das Gedicht von Maria Luise Weissmann spricht aus der Perspektive des Kranken. Er blickt von unten, aus seinem Bett
heraus, auf die Welt und seine Umgebung.

Am Anfang steht eine ausdrucksstarke Geste: Der Kranke erhebt seine Hände von der Decke – es ist wohl die Bettdecke
gemeint – ins Licht. Dies geschieht jedoch nur »Manchmal«
und »Nicht lange«, wie die beiden Versanfänge betonen, weil
die Hände »schwer« erscheinen. Sie sind dem Kranken nicht
mehr vertraut, er betrachtet sie wie Fremdkörper. Das Licht,
das sich um seine Finger legt, erinnert ihn an Adern, die sich
verästeln. Blut, »Geäst« und Licht sind Stellvertreter des Lebens. Der Blick auf die Hände scheint dem Kranken zu ver-

mitteln, dass er noch lebendig ist. Die nächste Zeile leitet über zu einem Gefühl der Wärme, die den Liegenden in einen »milden Schlafschleier« hüllt und ihn so aus dem Krankheitszustand entführt.

Die Welt außerhalb seines Bettes hat ihre gewohnten vertrauten Dimensionen für den Kranken verloren. Nicht nur die eigenen Hände und das Licht nimmt er aus einer eigenartigen Distanz wahr, auch die Menschen, die ihn besuchen, erscheinen wie durch einen Filter betrachtet. Genauso wie Licht und Wärme positiv wahrgenommen werden, werden auch die Besucher als »gut« beschrieben. Dass der Kranke auch eine Wärme kannte, die »wehe tut«, und vielleicht auch Menschen, die ihn schlecht behandelten, spielt jetzt keine Rolle mehr.

Die Besucher versuchen, seine Situation in Worte zu fassen und damit begreifbar zu machen. Sie definieren seinen Zustand als Leiden. »Doch ich vergaß das. – Leid?«, gibt der Sprecher zur Antwort. Während die Gesunden von der eigenen »normalen« Alltagssituation als Bezugspunkt ausgehen, gibt es für den Kranken anscheinend diese Relation nicht mehr. Die Krankheit hat ihn von den Wahrnehmungsmustern der Gesunden entfernt. Das, was im Alltag als das normale Leben empfunden wird, ist für den im Bett Liegenden sehr weit weg, »irgendwo in der Ferne«. Dort, so erinnert er sich, »vergeht die Zeit« und »muss mein Leben verrinnen«. Der Kranke nimmt sein bisheriges Leben als etwas Fremdes wahr, das nicht mehr wirklich zu ihm gehört. Er ist von der Krankheit in eine andere Welt entrückt, in der der eigene Körper, die Mitmenschen und auch die Biografie keine vertrauten Orientierungspunkte mehr darstellen.

Maria Luise Weissmann beschreibt hier die große Entfernung und auch Entfremdung, die nicht nur zwischen Gesunden und Kranken oft besteht, sondern die ein kranker Mensch auch zu seinem eigenen früheren Leben empfinden kann. Darum waren und sind schwere Krankheiten oft auch Anlass, das bisherige Leben kritisch auf seinen Inhalt zu überprüfen.

Nicht selten führt der Verlust der Gesundheit dazu, dass sich neue Perspektiven ergeben und neue Schwerpunkte gesetzt werden.

Ernst Herbeck

Die Gespaltenheit.

Die Gespaltenheit ist Arbeit der Ärzte.
Diese wird auf den Nenner gebracht
die Gespaltenheit ist eine Operation.
Und die Kinder wissen es schon.

Ernst Herbeck war die längste Zeit seines Lebens Patient in der Psychiatrischen Klinik Gugging bei Wien. Sein behandelnder Arzt war der fast gleichaltrige Chefarzt dieser Klinik, Leo Navratil, der ihn während vieler Jahrzehnte begleitete.
Herbeck litt an einer chronischen Schizophrenie. Navratil versuchte schon als junger Psychiater, seine Patienten auch mit Hilfe von Kunst und Literatur zu behandeln. Dazu stellte er Herbeck beispielsweise die Aufgabe, zu einem bestimmten Thema ein Gedicht zu schreiben. Zur Überraschung von Navratil hatten diese Texte nicht nur therapeutische, sondern auch literarische Qualitäten. Navratil begann eines Tages, die Gedichte, zunächst unter Pseudonym, zu veröffentlichen. Herbeck wurde bald einem großen Leserkreis bekannt und schließlich in den österreichischen Schriftstellerverband »Grazer Autorenversammlung« aufgenommen. Bis zu seinem Lebensende 1991 war er ein gefragter Dichter, der Lesungen hielt und dem internationale Anerkennung zuteil wurde.

Das hier von mir ausgesuchte Gedicht handelt von der Krankheit Schizophrenie, vor allem aber von der Sicht, die Arzt und Patient auf diese Krankheit haben. Dies finde ich besonders interessant, da Herbeck und Navratil ja miteinander in einer Beziehung standen, die über ein gewöhnliches Arzt-Patienten-Verhältnis hinausging. Herbeck nennt sein Gedicht »Die Gespaltenheit«. Indem er nicht den medizinischen Begriff »Psychose« oder »Schizophrenie« verwendet, sondern das deutsche Wort, ist die Bedeutung des Titels nicht auf die Krankheit begrenzt. Gespalten kann vieles sein, nicht nur das Bewusstsein. Wie also empfindet ein Mensch seine eigene Gespaltenheit? Herbeck beantwortet diese Frage mit der ersten Zeile seines Textes überraschend nüchtern:»Die Gespaltenheit ist Arbeit der Ärzte.« Zunächst einmal ist das also nichts, an dem er leiden würde, sondern er bringt mit seiner Krankheit eine Arbeit zu den Ärzten, deren Job es ist, sich mit ihr zu beschäftigen. Durch diese literarische Ausdrucksweise kann sich der Dichter auch selbst von seiner Krankheit distanzieren. Sie ist nichts, was ihm Angst machen, womit er sich auseinander setzen müsste, sondern in erster Linie »Arbeit der Ärzte«.

Der zweite Vers spezifiziert die Aussage des ersten: »Diese wird auf den Nenner gebracht«. Herbeck spricht hier von seiner Krankheit, die immerhin sein Bewusstsein betrifft, wie von einer mathematischen Aufgabe, die dadurch gelöst werden kann, dass sie »auf den Nenner gebracht« wird.

Den Ärzten wird oft vorgeworfen, sie würden mit Krankheiten umgehen wie mit einem Gegenstand, der repariert werden muss. Wir würden nicht den Kranken, sondern die Krankheit behandeln. Dies könnte auch die Erfahrung von Herbeck sein. Allerdings klingt in den zitierten zwei Zeilen kein Vorwurf gegen die Ärzte an. Mir scheint es eher so, als ob Herbeck selbst es gern sehen würde, zumindest nichts dagegen hätte, wenn diese »Gespaltenheit« gerichtet würde wie eine schwierige Gleichung oder wie ein kaputtes Auto. Oft ist es leichter, die eigene Krankheit als etwas Fremdes zu betrachten, das andere in Ordnung bringen müssen, als sich ihr zu stellen.

Der folgende Kommentar lautet: »die Gespaltenheit ist eine Operation.« Es wird hier nicht ganz klar, ob tatsächlich die Krankheit Schizophrenie als Operation im Sinne eines Arbeitsvorganges angesehen wird oder aber als etwas zu Operierendes. Durch diese sprachliche Mehrdeutigkeit besteht auch weiterhin eine gewisse Unklarheit, wer für die Krankheit zuständig ist: Sind es die Ärzte, die die Krankheit durch die Behandlung als Defekt markieren? Ist es der Erkrankte selbst, der die »Gespaltenheit« wie eine schwierige »Operation« leitet oder erleidet? Man assoziiert außerdem mit dem Begriff »Operation« das Aufschneiden eines Körpers, das einer physischen »Gespaltenheit« entspräche. Mit dieser Krankheit hat es also etwas Ungeheuerliches, Geheimnisvolles und nicht wirklich Greifbares auf sich.

Gegen das Vorangehende klingt die letzte Zeile beruhigend, fast wie ein Kinderreim: »Und die Kinder wissen es schon.« Wenn sogar die Kinder »es« wissen, so muss es ja doch etwas Alltägliches sein. Doch was wissen die Kinder hier? Wie die »Gespaltenheit« zu definieren sei? Oder dass der Sprecher unter dieser Krankheit leidet? Vielleicht fühlt dieser sich aber als Betroffener auch den Kindern ausgesetzt, die ihn wegen seiner Krankheit verspotten?

Es zeigt sich, dass dieses kleine unspektakuläre Gedicht weniger einfach ist als es beim ersten Blick den Anschein hat. Zwischen den Zeilen sagt es eine Menge aus über die Nöte eines Menschen, der sich mit sich selbst nicht mehr auskennt, dem die Grenzen zu seiner Umgebung verschwimmen und der ständig auf andere angewiesen ist. Wenn uns Ernst Herbeck für diese Nöte ein wenig die Augen geöffnet hat, dann können wir selbst vielleicht auch mit weniger Angst jenen Menschen begegnen, die an einer seelischen Krankheit leiden. Das größte Problem für psychisch kranke Menschen ist nämlich nach wie vor eine Umgebung, die ihre Nöte nicht versteht und sich aus unberechtigter Angst von ihnen abgrenzt.

Alfred Brendel

Hinter schreiend bunten Papierschlangen
verbergen sich
im Kurhaus der Moribunden
die Pflegefälle
und starren auf die Geschwülste
der riesigen Pfannkuchen
die eine fürsorgliche Küche
im Speisesaal für sie bereithält
Zur Visite
erscheinen die Ärzte diesmal
in schwarzen Draculamasken
von lustigen roten Hörnern
zusätzlich gekrönt
Mit etwas Glück
belegt der Neuankömmling noch heute
ein Einzelbett

Wie gehen wir, wie geht unsere Gesellschaft mit alten Menschen
um? Welchen Lebensraum gestehen wir ihnen zu? Alfred Brendel,
der weltberühmte Pianist und Autor zahlreicher satirischer Gedichte, legt in diesem Text den Finger in die Wunde, indem er eine
brennende soziale Frage thematisiert.

Beim Lesen des Gedichts entsteht ein Eindruck der Gegensätze: Einerseits sehen wir ein Kurhaus, geschmückt mit bunten –
allerdings »schreiend bunten« – Papierschlangen und es gibt
Pfannkuchen aus einer fürsorglichen Küche. Andererseits ist
die Szene bevölkert von Moribunden und Pflegefällen, »Geschwülste« schieben sich ins Bild. Alfred Brendel verwebt beide Seiten untrennbar miteinander: Die bunte Papierdekoration
befindet sich mitten im Kurhaus der Moribunden und die
Pfannkuchen wirken wie Geschwülste. Brendel entwirft eine
Kulisse, vor der die Gegensätze zwischen Lebenslust und Todes-

nähe, zwischen Heimeligkeit und Ekel wie in einem Theaterstück vorgeführt werden. Die Akteure dieses Stücks sind »die Ärzte«. Sie tragen Furcht einflößende schwarze Draculamasken, aber die Hörner dieser Masken sind »lustig« rot. Man weiß als Leser nicht recht, ob man sich diese Medizinmänner als Todesboten oder als Zirkusclowns vorstellen soll.

Erst am Schluss des Gedichts fällt der Blick auf denjenigen, der der eigentliche Akteur und Mittelpunkt sein sollte: der zu pflegende Mensch, hier in der Situation des Neuankömmlings. Seine Situation gibt Brendel mit einem Satz wieder: »Mit etwas Glück / belegt der Neuankömmling noch heute / ein Einzelbett.« Die Situation des neu Angekommenen ist so freudlos, dass die Belegung eines Einzelbetts bereits Glück bedeuten würde. Andererseits besagt die Wendung auch, dass er Glück benötigt, um überhaupt ein Einzelbett zu erhalten.

Wie also gehen wir mit unseren alten Menschen um? Der Autor hält uns einen Spiegel vor, der uns schaudern lässt. Die Senioren kommen nämlich in seinem Gedicht gar nicht vor. Sie sind versteckt hinter dekorativen Papierschlangen, die behandelnden Ärzte führen ein lustiges Spektakel auf und hinter all dem vordergründigen Lärm und Maskenspiel meint man, das Leid und Elend des Alters nicht sehen zu müssen, und glaubt, die riesigen Pfannkuchen könnten alles gut machen.

Als Ärztin denke ich, dass unser problematischer Umgang mit alten Menschen und unsere Tendenz, das Alter und den Tod zu verdrängen, mit der Angst vor unserem eigenen Alter zu tun hat. Können wir unserer Endlichkeit wirklich ins Gesicht sehen? Akzeptieren wir unsere Verluste, Versäumnisse und unwiederbringlichen Gelegenheiten? Oder decken wir alles zu, indem wir uns vormachen, wenn wir nur dies und jenes täten, könnten wir weit gehend verhindern, alt und hinfällig zu werden?

Mit Würde alt zu werden, ist nach meiner Auffassung die schwerste Aufgabe, die uns das Leben stellt. Und würden wir diese Aufgabe besser meistern, so könnten wir auch die alten

Menschen als Teil von uns selbst empfinden und müssten sie nicht hinter skurrilen Papierschlangen verstecken.

Matthias Politycki

Der Blick in meine Wunde

Lang wie eine Hand und in Rot und in Schwarz,
so zeigt sie sich täglich aufs neue, sobald die
Bandagen, der Mull und der Tüll und die Gaze
entfernt sind, in all ihrer schorflosen Nacktheit –
ein schillernder Schlund, während sie ungerührt
und kühl ihren blassen Betrachter taxiert
: wie lang er sich hier wohl noch ziert

Breit wie eine Hand und rundum glattrasiert,
so stülpt sie ihr Feuchtestes schamlos nach außen
und zeigt die Drainage, wie sie ungeniert
ins flammende Fleisch ihr dringt und erst viel später
durch einen scheinheiligen Schlitz in der Haut,
als wär nichts geschehen, ins Offene führt
: doch das ist ein andrer als ich, der das spürt

Schon widmet man sich voller Eifer dem Eiter,
schon wühlt man, schon schiebt man die Schmerzgrenze weiter,
schon schabt man mich aus, bis zum Knochen hinab,
dann salbt man mich, stopft mich mit Sorgfalt zugrunde,
umwickelt mich wortlos, behängt mich mit Schläuchen,
verschiebt mich bis morgen, vergißt die Befunde
: im Weiß des Verbandes scheint schon das Gesunde

Darunter jedoch wächst mit jeder Sekunde,
gedeiht ohne Hast, ist sich meiner ganz sicher,
denn längst weiß sie ja schon den Tag und die Stunde
: meine verfluchte rotschwarze Wunde

Was bedeutet uns unser Körper? Ist er nur eine mehr oder weniger funktionierende Maschine, die vom Gehirn am Laufen gehalten wird? Was bedeutet es, wenn dieser Körper verletzt wird? Verändert das unser Bewusstsein, unseren Blick auf ihn?

Matthias Politycki geht diesen Fragen im vorgestellten Gedicht nach. Schon der Titel zeigt die Beziehung, in der sich hier Körper und Geist befinden: »Der Blick in meine Wunde« deutet an, dass der Ich-Sprecher sich außerhalb befindet, entfernt von dieser Wunde, in die er hineinschaut wie in etwas Fremdes und die ja doch Teil seines Körpers ist.

In der ersten Strophe wird das äußere Erscheinungsbild der Wunde beschrieben: »Lang wie eine Hand und in Rot und in Schwarz«. Der eigene Leib wird hier zum unheimlichen Fremdkörper, vor dem man sich fürchten muss. Die Entfernung zwischen dem Bewusstsein des Sprechers und dem betrachteten Teil seines Körpers wird noch betont durch die folgende Aufzählung der Verbandsmaterialien, aus denen die Wunde jeden Tag freigelegt wird. Nach der Entfernung von »Bandagen«, von »Mull«, »Tüll« und »Gaze« sieht der Sprecher einen nackten »schillernden Schlund«. Schließlich »taxiert« sogar die Wunde selbst »kühl ihren blassen Betrachter«. Sie ist also nicht nur ein seltsam entfremdeter Teil des Körpers, sie wird hier sogar zur eigenständigen Person. Sie ist dem lyrischen Ich in gewisser Weise überlegen, denn während dieses als blass, also schwach und schockiert, geschildert wird, signalisiert die Wortwahl »ungerührt und kühl« eine deutliche Überlegenheit. Der letzte Satz der ersten Strophe bringt einen neuen Aspekt in das Wechselspiel zwischen Mensch und Wunde. Auch wenn die Interpunktion dies nicht in üblicher Weise darstellt, handelt es sich hier wohl um ein Zitat. Es ist der Gedanke, den die Wunde beim Anblick des Menschen formuliert (nicht umgekehrt!): »wie lang er sich hier wohl noch ziert«. Dieser Satz macht die Überlegenheit der Wunde über den Menschen noch deutlicher als die vorangegangenen Zeilen. Allerdings kann man als Leser nicht umhin, diese Vorstellung einer überheblichen Wunde auch als komisch zu empfinden.

In der zweiten Strophe zeigt die Wunde dem Betrachter nun noch genauer, wahrscheinlich mehr, als diesem lieb ist, ihr Innerstes. Der Blick geht jetzt also nicht mehr vom Menschen aus, der in die Wunde schaut, sondern diese zeigt ihm, wie sie aussieht. Die Beschreibung kann bei jemandem, der an einen solchen Anblick nicht gewöhnt ist, Ekel hervorrufen. Da ist die Rede von dem »Feuchtesten«, das sie »schamlos nach außen« stülpt, von einer Drainage, die »ins flammende Fleisch« dringt, von einem »Schlitz in der Haut«: nichts für zart besaitete Seelen. Der letzte Vers beginnt, wie bereits in der ersten Strophe, mit einem Doppelpunkt. Wir vermuten also, dass es sich hier wieder um ein Zitat handelt, jedenfalls aber um eine besonders wichtige Aussage: »doch das ist ein andrer als ich, der das spürt«. Nachdem die ganze Strophe aus der Perspektive der Wunde geschrieben ist, taucht hier der Besitzer dieser Wunde wieder als Ich-Sprecher auf. Gleich distanziert er sich aber von sich selbst und schiebt den Schmerz fort.

In der dritten Strophe tauchen nun weitere Handlungsträger auf, die mit »man« bezeichnet werden und unter denen wir uns die behandelnden Ärzte, Krankenschwestern und Pfleger vorzustellen haben. Diese entfalten eine Menge unangenehmer Aktivitäten rund um die Wunde. Wenn es heißt »man schabt mich aus«, »salbt mich«, »stopft mich« und »umwickelt mich«, geht es nicht mehr nur um eine Beschreibung aus Perspektive der Wunde, sondern um den ganzen Menschen, der hier sozusagen einer medizinischen Reparatur unterworfen wird. Schließlich, am Ende der Prozedur, wird der Patient allein zurückgelassen. Doch äußert sich im letzten Vers ein positiver Ausblick auf die Zukunft: »im Weiß des Verbandes scheint schon das Gesunde«. Nun lebt verhaltener Optimismus auf, man ist guter Dinge, dass die Wunde heilen und der Mensch am Ende gesund sein wird.

Doch die letzte Strophe zeigt, dass diese Hoffnung zu früh kam. Schließlich siegt die Wunde über den Menschen, indem sie unter dem Verbandszeug ganz im Geheimen von Neuem wächst und gedeiht. Nur kurzzeitig, so scheint es, hat sie ihr Eigenleben verborgen, jetzt ist sie »sich meiner ganz sicher«. Trotz aller Bemühungen der behandelnden Ärzte und Schwestern übernimmt die Wunde wieder die Kontrolle. Denn, so heißt es, »längst weiß sie ja schon den Tag und die Stunde«. »Keiner kennt den Tag und die Stunde«, steht dagegen in der Bibel. Diese Formulierung ist eine Chiffre für das Ende des Lebens. Die Wunde erinnert den Betrachter daran, dass wir uns zwar sicher fühlen mit unserer wiederhergestellten Gesundheit, dass aber in unserem Körper der Tod bereits wächst, ohne dass wir es bemerken.

Politycki führt uns in diesem Gedicht ein Wechselspiel zwischen Körper und Geist vor, ein Kräftemessen, in dem lange der Sieger nicht feststeht. Doch zeigt sich am Schluss, dass der Geist trotz aller Distanznahme letztendlich in der Gewissheit leben muss, dass der Körper und seine Sterblichkeit siegen werden.

Trotz dieses düsteren Gedankens gelingt es Politycki aber, uns nicht völlig traurig zurückzulassen. Durch den Wechsel der Perspektive zwischen Mensch und Wunde erzeugt er Distanz und Komik: Beides sind Methoden, mit einer nahezu unerträglichen Situation umzugehen. Indem der Betroffene sich quasi neben sich selbst stellt, gelingt es ihm, seine eigene furchtbare Wunde detailliert zu betrachten, ohne dass er dabei von Schmerz und Abscheu überwältigt wird. Indem die Wunde selbst zum Protagonisten wird, erhält das Gedicht auch groteske Aspekte.

Damit reiht sich der Dichter in die Gruppe jener Menschen ein, die zu allen Zeiten versucht haben, die Brutalität des Todes dadurch zu mildern, dass sie ihm Humor entgegensetzten. »Wenn wir schon eines Tages sterben müssen, dann wollen wir wenigstens heute noch unseren Spaß haben!« Dieser Satz könnte als Motto über vielen literarischen Texten, aber auch über vielen Festen stehen. Der Leichenschmaus nach der Beerdigung gehört genauso dazu wie der Karneval vor der Fastenzeit. Und ich weiß von vielen Menschen, die im Bewusstsein ihres baldigen Todes erst recht zu leben begonnen haben.

Robert Gernhardt

Beschwichtigung zum zweiten

»So ein Bypass, du,
ist was ganz Normales!
Der Manfred hat einen
und der Hans-Werner,
der Max und der Günter,
der Paul und« – Kein Wort mehr!
Man schämt sich ja regelrecht ohne!

Dieser knappe Text ist der erste in einem Gedichtzyklus, den Robert Gernhardt anlässlich seiner Bypass-Operation schrieb. Das Schreiben während schwieriger gesundheitlicher Phasen und das Beschreiben derselben kann, wie Gernhardt als Meister der ironischen Distanzierung zeigt, einen gewissen Abstand zur eigenen Situation schaffen. Damit hilft es, mit dieser umzugehen und sie zu bewältigen.

Das vorangehende Gedicht besteht zum größten Teil aus direkter Rede. Diese Rede ist der Beschwichtigungsversuch eines Gesunden, der offensichtlich einem Kranken die Angst vor der Bypass-Operation nehmen will. Sein Rezept gegen die Angst besteht im Aufzählen von Personen aus dem Bekanntenkreis, die diesen medizinischen Eingriff alle schon hinter sich haben. Der Kranke reagiert auf diese Auflistung aber unwillig, denn sie kann ihm seine eigene Angst nicht nehmen. Die ironische Bemerkung, dass man sich bei so vielen Bypass-Trägern ohne Bypass ja »regelrecht« schämen müsse, lässt die Operation wie eine Modeerscheinung wirken, der man sich anschließen muss, wenn man »in« sein will. Damit demaskiert der Kranke die Rede des Gesunden als recht oberflächlichen Hilfeversuch.

Seien wir ehrlich: Eigentlich wollen wir mit der Angst anderer nichts zu tun haben. Wir möchten sie nicht an uns herankommen lassen, sondern möglichst schnell wieder loswerden. Deshalb sind wir oft sehr erfinderisch mit Argumenten, die den anderen von der Unsinnigkeit seiner Ängste überzeugen sollen. Angst aber ist rationalen Argumenten nur begrenzt zugänglich. Sie ist einfach da und lässt sich nicht wegdiskutieren. Vielleicht hätte es dem Ich-Sprecher in dieser Situation besser geholfen, wenn sein Gegenüber gesagt hätte: »Ich verstehe dich. Ich glaube, ich hätte auch Angst.«

Wie oft passiert es, dass wir unsere Ängste ausdrücken möchten und unser Gegenüber sich fälschlicherweise verpflichtet fühlt, sie uns nehmen zu müssen? Die Schwierigkeit, mit eigenen Gefühlen umzugehen, scheint sich beim Umgang mit den Gefühlen anderer Menschen zu potenzieren.

Gernhardt entlarvt in diesem kurzen einfachen Zwiegespräch die komplexe Abwehrhaltung, die wir nicht nur eigenen Ängsten, sondern vor allem den Ängsten anderer entgegenbringen.

Wir können uns aber auch vorstellen, wie das Gespräch hätte verlaufen können, wenn die Angst des anderen als Realität anerkannt worden wäre und man gemeinsam versucht hätte, damit umzugehen: »Du hast Angst vor der Operation. Ich habe auch Angst, ob alles gut läuft und du alles gut überstehst. Ich habe Angst um dich. Aber wir werden gemeinsam unsere Angst bezwingen.«

Robert Gernhardt

Der Tag des Post-Op: Morgens

Post-Op-Schmerzen
sind Indianer,
überfalln dich, wenn's tagt.
Verteidigung zwecklos,
sie sind längst im Blockhaus,
um – von wegen lautlos! –
mit Geheul deinen Schlaf zu skalpieren.

Beim Wort »Indianer« werde wohl nicht nur ich an meine Kindheit erinnert, an tagelange Spiele im Freien, an die Freiheit ohne elterliche Aufsicht, aber auch an Stürze mit blutig geschlagenen Knien und Prügeleien mit anderen Kindern. Diese kindlichen Indianerspiele waren das Gegenteil des zivilisierten Familienalltags, den meine Eltern für uns vorgesehen hatten, das Gegenteil von ruhigen Spielen im eigens dafür hergerichteten Kinderzimmer, ständig von der besorgten Mutter überwacht. Das Bild von Indianern ruft in diesem Zusammenhang die Vorstellung vom Leben in freier Natur wach, das der strikt geregelten Zivilisation entgegensteht.

Robert Gernhardt bemüht dieses Bild, um den Tag nach einer Operation zu beschreiben. Man stellt sich vor, wie der Patient vor dem Eingriff noch von einem freundlichen Anästhesisten aufgeklärt wurde, wie er Schlafmittel erhielt und eine hilfsbereite Schwester ihn dann in den Operationstrakt fuhr, wie er dort wiederum ruhig auf den Operationstisch gebettet, mit einer Infusion versehen und ihm die Sauerstoffmaske vorgehalten wurde. Dann verschwindet die Umgebung. Die letzten Bilder vor der Operation finden in einer zivilisierten Welt statt, in der Schmerzen beherrschbar, Herzkranzarterien operabel sind und Angst nicht vorkommt.

Als der Patient aber erwacht, befindet er sich plötzlich in der Wildnis: Nichts ist mehr zu kontrollieren, der Schmerz ist unbeschreiblich, Hilfe ist weit und breit nicht in Sicht. Es ist das eigentliche, das nicht zivilisierte Leben, in das der Sprecher nach der Operation katapultiert wird. Mit »Geheul« und Skalpiermesser zerstören die Schmerzen jeden Schlaf und dringen ungehindert in das »Blockhaus« des eigenen Körpers ein.

Krankheit und Tod sind Lebensbereiche, die trotz aller Bemühungen von uns Menschen nicht kontrollierbar sind. Solange wir mit ihnen nicht in Berührung kommen, erscheint uns das Leben sicher: Wir selbst sind die Akteure und können seine Bedingungen vorgeben. Theoretisch wissen wir zwar, dass wir krank werden können und gewiss eines Tages sterben werden, aber wir glauben es nicht wirklich. Wir haben ja alles im Griff. Dann, aus heiterem Himmel, ist die Krankheit da und wir sehen uns mit Empfindungen konfrontiert, die uns regelrecht aus dem Hinterhalt »überfallen«.

Immer wieder erlebe ich in meiner Praxis, dass junge gesunde Menschen, die bisher nur wegen einer Erkältungskrankheit oder einem Hexenschuss in Behandlung waren, auf einmal mit der Bitte an mich herantreten, sie wollten sich »mal so richtig durchchecken lassen«. Irgendetwas in ihrer Stimme macht mich stutzig und ich frage, ob es einen besonderen Grund dafür gibt. Fast immer erfahre ich dann von einem schweren Krankheitsfall in ihrer Familie, im Kollegen- oder Bekanntenkreis. Plötzlich hält auch ein junger gesunder Mensch es für möglich, selbst lebensbedrohlich krank zu werden. Das, was er vorher nur theoretisch wusste, ist für ihn emotional erfahrbar geworden.

In dieser Erfahrung liegt meiner Meinung nach auch eine große Chance: Die Prioritäten des Lebens werden plötzlich zurechtgerückt. Nach Erlebnissen, die uns die eigene Sterblichkeit bewusst machen, verlieren oft viele Dinge, die vorher sehr wichtig erschienen, an Bedeutung. Das Streben nach Anerkennung, nach Geld und Ruhm tritt stärker in den Hintergrund.

Auf einmal erlebt man, wer einem als wahrer Freund zur Seite steht oder welches Erlebnis es ist, morgens aufzuwachen, die Sonne zu sehen, zu essen und vieles andere mehr. Ich kenne eine Reihe von Menschen, die nach ihrer Krankheit ihre Arbeit aufgegeben und durch eine andere, für sie wichtigere, ersetzt haben, Menschen, die mehr Zeit mit ihrem Lebenspartner und ihren Kindern verbringen wollten.

Das Gedicht von Robert Gernhardt könnte die Gesunden daran erinnern, dass unser zivilisierter Alltag das wahre Leben nur verdeckt und dass es vor dem Tod, der uns alle eines Tages treffen wird, kein Verstecken gibt.

Robert Gernhardt

Lauter Abschiede

So nach und nach bleiben
ich und mein Körper
allein. Fort die Röhren,
Drainagen, Katheter.
Nur diese zwei Drähte,
die ragen noch aus mir,
und die zieht die Ärztin mir iiiitzt.

Ein Abschied ist gewöhnlich eine traurige Angelegenheit. Darum versuchen wir, Abschiede zu vermeiden. Wir bleiben länger bei unseren Freunden sitzen als wir eigentlich wollen, wir trennen uns nicht von falschen Freunden und Lebenspartnern, wir verkaufen das Haus nicht, obwohl die Schulden uns zu einem fremdbestimmten Leben zwingen.

Der Sprecher im vorausgehenden Gedicht ist aber im Krankenhaus auf dem Weg der Genesung. Der Abschied bezieht sich hier auf die vielen Hilfsmittel, die ihn am Leben erhalten haben. Er bleibt mit seinem Körper allein. Die Formulierung klingt zunächst so, als ob das ein trauriges Zurückbleiben nach einer Trennung sei, als ob die medizinischen Geräte gute Bekannte seien, die den Sprecher nach und nach verlassen. Doch natürlich ist hier das Gegenteil der Fall: Der Abschied bedeutet Gesundheit; mit seinem Körper allein zu bleiben, heißt Selbstbestimmung und Freiheit.

Der letzte Satz des Gedichts bringt den Konflikt des Abschieds auf den Punkt. Die beiden Drähte, die ein Teil des Körpers geworden sind, sind die letzten künstlichen »Weggefährten« auf dem Weg der Gesundung. Als die Ärztin sie zieht, »iiiitzt«, begleitet ein kurzer heftiger Schmerz diesen letzten Abschied, dann ist die Abhängigkeit von medizinischen Hilfsmitteln beendet.

Abschied kann auch in anderen Situationen eine Befreiung bedeuten. Ich erinnere mich gut an die Erzählung meiner ehemaligen Geschichtslehrerin, die uns halbwüchsigen Schülerinnen erklärte, dass sie die größte Freiheit ihres Lebens während des Krieges empfunden habe, als sie mit gepacktem Rucksack vor ihrem Elternhaus stand, aus dem sie fliehen musste. In dieser Situation habe sie nicht gewusst, ob sie je wieder zurückkehren würde. Sie habe sich so unerhört leicht gefühlt wie nie wieder, sie habe den Eindruck gehabt, jetzt lägen alle Möglichkeiten vor ihr.

Was also bedeutet Abschied? Eigentlich ist es nur der ganz kurze Moment des Innehaltens, die Zäsur, die zwischen zwei Lebensabschnitten liegt. Es gibt eine Zeit vorher und eine Zeit nachher und für diese beiden Zeiten gelten unterschiedliche Voraussetzungen und Regeln. Lebenskunst besteht meiner Meinung nach zu einem großen Teil darin, für jeden Abschnitt die richtigen Regeln zu finden und die Zäsur zum richtigen Zeitpunkt zu setzen. Wie aber können wir wissen, wann der richtige Zeitpunkt für eine Trennung ist? Der Patient im Gedicht kann alles seinen Ärzten überlassen. Sie wissen, wann die Drähte gezogen werden sollen. Wenn wir selbst entscheiden müssen, ist es viel schwerer. Der beste Ratgeber in solchen Fällen ist, so glaube ich, unser Körper. Wir müssen allerdings lernen, auf ihn zu hören. Wenn uns ein Mensch oder eine Arbeit wie eine Last auf dem Rücken liegt, so dass wir unsere Rückenschmerzen einfach nicht mehr loswerden, wenn uns eine Lebenssituation die Luft abschnürt und wir Asthma bekommen, wenn uns etwas »auf den Magen schlägt«, so dass er nicht aufhört zu brennen, dann wird es Zeit, darüber nachzudenken, wie wir wieder gesund werden können. Ein Abschied kann dann eine große Befreiung sein, ein Aufbruch zu neuen Ufern.

Ein Abschied birgt aber auch Gefahren. Wenn die Drainage zu

früh gezogen wird, wird man unter Umständen kränker als vorher. Es kommt vor, dass Menschen sich von einem Lebenspartner trennen und dies später zutiefst bedauern. Sie haben einen mittelmäßigen oder suboptimalen Zustand gegen einen katastrophalen eingetauscht. Wenn man Abschied nimmt, sollte man das Risiko kennen. Man sollte sich sicher sein, dass die zu verändernde Lebenssituation dieses Risiko wert ist – so dass man später auch dann, wenn sich die Hoffnungen für die Zukunft nicht bewahrheiten, zu dieser Entscheidung stehen kann. Wie sang Edith Piaf:»Non, rien de rien, non, je ne regrette rien. Ni le bien, ni le mal – tout ça m'est bien egal« (Nein, ich bereue nichts. Weder das Gute noch das Schlechte – beides ist mir gleich recht). Für sie waren ihre Erfahrungen ihren Preis wert.

Robert Gernhardt

Es geht aufwärts

Genesen bedeutet
drei Stufen steigen,
zweimal straucheln,
einmal fallen.
Es geht zwar bergauf,
doch es gibt Augenblicke,
da ersehnst du die Mühen der Ebene.

Robert Gernhardt ist ein Meister des Sprachspiels. »Es geht aufwärts« heißt sein Gedicht und wer würde sich nicht wünschen, dass es aufwärts geht? Aber so einfach scheint das aufwärts Gehen nicht zu sein.

Mögen Sie den Alltag? Den man sofort mit »grau« assoziiert? Lieben Sie die immer gleichen Verrichtungen, die tägliche Aufrechterhaltung des Status quo? Die meisten von uns hätten doch gern mehr Abwechslung in ihrem Leben, durchaus auch ein wenig Aufregung. Warum stürzen sich sonst Menschen an langen Seilen oder mit Fallschirmen freiwillig in die Tiefe? Warum sind Krimis so beliebt? Das Einerlei, so scheint es, kostet uns unter Umständen mehr Mühe als die Anstrengung, die neu und ungewohnt ist.

Dieses Phänomen kann man auch als Arzt bei seinen Patienten beobachten. Nach dem ersten Schock können die meisten auch eine sehr ernste Krankheit akzeptieren, wenn es eine Aussicht auf Heilung gibt. Es fasziniert mich immer wieder, welche Kräfte einzelne Menschen, aber auch Familien oder Freundeskreise in solchen Situationen mobilisieren können. Viele Patienten ertragen geduldig zahllose Untersuchungen und Behandlungen, lassen sich immer wieder Medikamente mit starken Nebenwirkungen verabreichen, stehen monatelange

Krankenhaus- und Reha-Aufenthalte durch, um wieder gesund zu werden.

Wie anders ist es oft bei chronisch Kranken. Immer wieder erlebe ich zum Beispiel, dass solche Menschen die Diagnose in Frage stellen. Nicht, dass ich uns Ärzte für unfehlbar halten würde. Aber es fällt auf, dass Menschen, deren Krankheit mehrfach von unterschiedlichen Ärzten eindeutig und unzweifelhaft diagnostiziert wurde, manchmal noch nach Jahren in die Praxis kommen mit der Idee, es könnte sich bei ihren Beschwerden doch um etwas ganz anderes handeln. Nicht selten erlebe ich, dass Personen mir berichten, früher sei ihr Blutdruck doch immer normal gewesen. Sie verstünden nicht, warum er jetzt erhöht sei. Wenn ich mir dann Aufzeichnungen von früher gemessenen Werten mitbringen lasse, stellt sich oft heraus, dass der Blutdruck schon vor vielen Jahren zumindest zeitweise erhöht war. Es scheint manchmal so, als ob es leichter sei, gegen die Diagnose zu kämpfen als mit der Krankheit zu leben.

Dem Sprecher bei Robert Gernhardt geht es aber genau andersherum. Man stellt sich bei der Überschrift förmlich vor, wie die Ehefrau, die Ärzte, die täglichen Besucher ihm auf die Schulter klopfen mit dem Satz: »Es geht aufwärts!«. Der Patient selbst aber ist noch ganz in seiner Situation gefangen. Bis zur Gesundheit scheint noch ein weiter Weg vor ihm zu liegen, jede kleine Verbesserung seines Zustandes ist mit großen Mühen verbunden und auf jede Verbesserung folgt die erneute Verschlechterung. Dieses stete Auf und Ab empfindet er als zermürbend. Man hört die resignierende innere Stimme, die hier mitschwingt: »Ach, lasst mir doch meine Ruhe, es ist mir egal, wenn es nicht mehr aufwärts geht.« Obgleich der Verstand weiß, dass das »Aufwärts« eine Besserung bedeutet, wird dies im Moment vom Sprecher nicht so empfunden.

Am stärksten wird der Widerwille gegen das mühevolle aufwärts Gehen in den letzten Zeilen ausgedrückt: »doch es gibt Augenblicke, / da ersehnst du die Mühen der Ebene.« Sofort hat man als Leser das Bild einer großen Ebene vor sich, vielleicht sogar einer Wüste, die sich eintönig über Kilometer erstreckt. Beim Gehen folgt ein Schritt ohne Unterschied dem anderen, es gibt keine Abwechslung, keinen Lichtblick. Diese Situation sollte wünschenswert sein? Dieses tägliche Einerlei? Diese Krankheit ohne Hoffnung auf Besserung, mit den immer gleichen Handgriffen behandelt? Dieser eintönige Arbeitsplatz mit dem immer gleichen Schreibtisch, den immer gleichen Tätigkeiten? Oder dieser Lebenspartner, der immer nach dem gleichen Muster reagiert, dessen Sätze man schon kennt, bevor sie ausgesprochen sind? Der Sprecher in diesem Gedicht wünscht sich in manchen Momenten diese Langeweile und Monotonie herbei, weil die Anstrengungen des aufwärts Gehens ihn zu stark beanspruchen.

Es scheint sehr schwer zu sein, beides auszuhalten. Auf der einen Seite steht die große Mühe, jeden Tag neue Anstrengungen zu unternehmen und vielleicht auch Schmerzen zu ertragen, nur um einen winzigen Fortschritt zu erzielen. Auf der anderen Seite gibt es eben auch die Mühe des alltäglichen Einerleis, des eintönigen Schritt vor Schritt Stellens. Beide Situationen können bis an die Grenze der Belastbarkeit gehen und den Wunsch entstehen lassen, aufzugeben. Diesen Wunsch zu erlauben und zu ertragen, ist wohl Lebenskunst.

Nikolaus Lenau

Nebel

Du, trüber Nebel, hüllest mir
Das Tal mit seinem Fluß,
Den Berg mit seinem Waldrevier
Und jeden Sonnengruß.

Nimm fort in deine graue Nacht
Die Erde weit und breit!
Nimm fort, was mich so traurig macht,
Auch die Vergangenheit!

Vor allem in der Romantik wurde die Natur häufig als Metapher für Gefühle verwendet. Was unsagbar schien, drückte man aus, indem man die Natur beschrieb. So verwendet auch Nikolaus Lenau im vorangegangenen Gedicht den Nebel als Bild für einen Seelenzustand.

Das lyrische Ich spricht zunächst den Nebel wie eine Person an: »Du, trüber Nebel«. Nicht das wissenschaftliche Phänomen der hohen Luftfeuchtigkeit bei kalten Temperaturen wird hier thematisiert, sondern die Natur als aktives Gegenüber, das willentlich Phänomene bewirkt. Lenau geht sogar noch weiter. Durch das Wort »mir« am Ende der ersten Zeile setzt der Ich-Sprecher voraus, dass die personifizierte Natur durch ihr Handeln bewusst mit ihm in Kontakt tritt. Der Nebel hüllt sozusagen für ihn das Tal ein.

Ein idyllisches Bild beschreibt Nikolaus Lenau in dieser ersten Strophe, eine Art deutsche Postkarten-Mittelgebirgslandschaft mit Tal, Fluss und bewaldetem Berg. Aber der Nebel verbirgt nicht nur diese Landschaft, er verdeckt auch auch »jeden Sonnengruß«. Durch den Mangel an Sonnenlicht entsteht trotz der erahnbaren Schönheit der Landschaft eine traurige, trostlose Stimmung. Ohne die Sonne, ihre Wärme und Helle, ist kein Leben möglich.

In der zweiten Strophe vollzieht der Text aber eine überraschende Wende: Statt die Nebelstimmung als niederdrückend zu empfinden und das verhüllte Licht zurückzuwünschen, bittet das Ich den Nebel sogar, die ganze Erde mitzunehmen! Die Formulierung »Nimm fort« weckt bei mir die Vorstellung eines überirdischen Staubsaugers, der mit seinem heftigen Sog alles, was wir kennen, verschwinden lässt. Der letzte Satz des Gedichts schließlich deutet den Grund für diesen Wunsch nach Auslöschung an: Der Nebel soll nicht nur »Die Erde weit und breit« fortnehmen, sondern auch alles, was den Sprecher »so traurig macht«; noch präziser: »Auch die Vergangenheit«. Irgendetwas in der Vergangenheit des Ich-Sprechers scheint die Ursache für seine Traurigkeit zu sein, so dass er wünscht, dieses Etwas wäre nicht mehr da. Was für eine Ereignis das sein könnte, wissen wir nicht. Wir Leser bleiben allein mit dem Bild des Nebels.

Eine Analyse seiner Gefühle, wie es typisch für das 20. Jahrhundert gewesen wäre, führt der Sprecher nicht durch. Heutzutage würden wir seinen Umgang mit den eigenen Emotionen als »Verdrängung« bezeichnen. Sigmund Freud hat uns gelehrt, dass verdrängte Gefühle gefährlich sind, weil sie an anderer Stelle unkontrolliert wieder hervorbrechen können. Doch so aufgeklärt, wie wir glauben, sind wir meist gar nicht. Auch wir neigen dazu, schwierige, schmerzhafte und sperrige Erkenntnisse zu verschleiern. Mein Vater, der in jungen Jahren immer gesagt hatte, er verstehe die Leute nicht, die sich von den Ärzten belügen lassen, er würde doch wissen wollen, was er habe, verhielt sich später bei seiner eigenen schweren Krankheit ganz anders. Vier Wochen vor seinem Tod, bis aufs Skelett abgemagert und von Gelbsucht gezeichnet, schwor er seinem entsetzten Schwager, er wisse genau, dass die Ärzte sich bei seiner Diagnose geirrt hätten und er bald wieder gesund würde. Ähnlich funktioniert der Verdrängungsapparat bei mancher Frau, die noch nach Jahren, wenn ihr früherer Ehemann längst mit einer anderen verheiratet ist und Kinder aus dieser Verbindung hat, auf dessen Rückkehr wartet, weil sie davon überzeugt ist, insgeheim liebe er sie noch.

Die Wahrheit scheint manchmal so unerträglich, dass wir sie nicht sehen wollen oder können. Wie der Sprecher in Lenaus Gedicht decken wir sie zu. Und nicht selten, so glaube ich, wird das Leben dadurch überhaupt erst erträglich. Wenn wir uns ständig mit dem Schlimmsten konfrontieren müssten, ohne den wohltuenden Schleier des Vergessens, könnten wir wohl nicht lange aushalten. Wie tröstlich kann ein Bild wie das vom Nebel uns anrühren. Eine Vergangenheit, eine Krankheit oder eine Schuld, die wir auf uns geladen haben, alles wird durch diesen Nebel, den Nikolaus Lenau beschreibt, einfach zugedeckt. Das Zudecken von schmerzhaften Erinnerungen kann eine Chance sein, loszulassen und das Hier und Jetzt getröstet und mit neuer Kraft wahrzunehmen.

Katrin Wehmeyer-Münzing

Schlaflos in Nienstedten

Der Nacken schmerzt
und ungestillt
der Wunsch nach Schlaf
laut tönt ein Nebelhorn
fragliches Notsignal
das von der Elbe her
durch dichte Schleier
feuchten Nichts
in mir zum Alp
sich türmt

Kadetten tauchen auf
Gefangene der Kursk
die in der Barentsee
gesunken

Dann die Marianne
noch aus Kindertagen
in meterhohem Schnee
am Nebelhorn
einzementiert –
zuerst der Hund
unweit die Alte
im Schein der Fackeln
ausgegraben
heimgeholt

In Nienstedten aber
über der Elbe
sitzt der Schock tief
unheilbar
an Morbus Parkinson

erkrankt zu sein
Und enger
spannt sich
die Muskulatur
um den noch jungen Hals

So lange wir gesund sind, ist Gesundheit für uns selbstverständlich. Natürlich wissen wir, dass wir krank werden können, ja sogar sicher eines Tages sterben werden, aber das ist für die meisten von uns theoretisches Wissen, das unsere Gefühlen nicht erreicht. Wie sehr muss ein Mensch aus seiner Bahn geworfen werden, den eine schwere Krankheit plötzlich trifft und aus dieser selbstverständlichen Denkart der Gesunden reißt! Katrin Wehmeyer-Münzing, die auch Ärztin ist, schildert eine solche Situation im vorliegenden Gedicht.

Die erste Strophe entwirft eine nächtliche Szene: Das lyrische Ich hat Nackenschmerzen und kann nicht schlafen. Von draußen hört man ein Nebelhorn von der Elbe, das ein Notsignal sendet. Dieses Geräusch kommt durch den Nebel, durch das Ohr in den Kopf der Sprecherin, wo es zum Albtraum wird.

Es erscheinen assoziative Bilder, die mit Schiffsuntergängen zusammenhängen: »Kadetten tauchen auf«, die beim Untergang der Kursk in der Barentsee gestorben sind. Das Bild der toten Kadetten kommt, wie in Albträumen üblich, erschreckend plötzlich, um gleich darauf wieder zu verschwinden. Das Nebelhorn war als Warnsignal eines Schiffes Auslöser für die Erscheinung der bei einem Schiffsunglück Verstorbenen.

Auch in der dritten Strophe erscheint ein »Nebelhorn«, allerdings meint es hier nicht mehr das Warn- oder Notsignal, sondern den Namen eines Bergs, den die Autorin in ihrer Kindheit kannte. Doch auch diese Verknüpfung thematisiert Tod und Bedrohung. Hier geschah ebenfalls ein tödliches Unglück, als »Marianne«, eine nicht näher beschriebene Frau, vom Schnee begraben wurde. Erinnerungsbilder an die Bergung der Toten, die unter der Last des Schnees regelrecht »einzementiert« war, beschließen diese bedrückende Szene.

Nachdem die bisherigen Bildfolgen vom jähen Lebensende verschiedener Personen handelten, führt uns die nächste Strophe wieder zurück nach Nienstedten an das Bett der Sprecherin. In ihr »sitzt der Schock tief / unheilbar / an Morbus Parkinson / erkrankt zu sein«. Die Diagnose einer Parkinsonerkrankung scheint der eigentliche Grund für die Angstbilder der vorangegangenen Traumsequenz. Doch betrifft dieser Gedankengang nun nicht mehr fremde Menschen, deren Schicksal man mit mehr oder weniger Anteilnahme verfolgt, sondern die Sprecherin selbst. Plötzlich ist sie das Opfer, ist sie diejenige, die von der Katastrophe überrannt wird.

»Und enger / spannt sich / die Muskulatur / um den noch jungen Hals«: Die Nackenschmerzen werden schlimmer, die Muskeln am Hals enger, die Gefahr sitzt im eigenen Körper, der sich verspannt. Dass dieser Hals »noch jung« ist, vermittelt hier besonders deutlich, wie furchtbar die unerwartete Diagnose die Sprecherin trifft: Sie hätte noch so viel vorgehabt, das Leben schien offen zu stehen und plötzlich sperren die Muskeln sie ein. Die Bewegungen werden schwerfälliger, wie im Albtraum ist sie der Bedrohung hilflos ausgeliefert.

Wie kann man mit einer solchen Diagnose umgehen? Hier gibt es keine einfachen Ratschläge oder Rezepte. Aber ich kenne Menschen, die nach den Albträumen der ersten Tage, Wochen oder Monate irgendwann begonnen haben, ihren Zustand zu akzeptieren. Sie haben gelernt, ihre Krankheit als Teil ihres Lebens anzunehmen wie eine besondere Begabung, eine große Liebe oder ein Kind. Offenbar ist es manchen möglich zu sagen: »Das ist mein Leben. Ich versuche, das Beste daraus zu machen.« Diese Menschen wirken auf mich oft glücklich. Mit ihnen bin ich auch gern zusammen, privat wie beruflich. Sie versuchen, ein Mensch wie jeder andere zu sein und drängen ihr Leid nicht anderen auf. Wie schwer ihnen das manchmal fallen muss, kann ich nur ahnen. Aber ich weiß, dass ich ihnen dankbar dafür bin.

Katrin Wehmeyer-Münzing

Halbmast

Als die Ärzte
ihre Stirn in Falten
und halbherzig mir
ihren Befund,
als ich hinlänglich
über halbvolle
oder halbleere
Gläser sinniert,
als die Fahnen
lange genug
auf Halbmast und
ich noch halbwegs
in Schwung,

begann ich,
Verse zu schreiben.
Spaßes halber.

»Halbmast« ist ein vieldeutiger Titel. Einerseits erinnern Masten immer ans Meer, andererseits ist das Flaggen auf Halbmast ein Zeichen für Staatstrauer, die bei Katastrophen oder beim Tod eines bedeutenden Menschen gesetzt wird.

Das vorgestellte Gedicht besteht aus zwei Strophen, einer langen ersten und einer kurzen zweiten. Die erste Strophe enthält keine vollständigen Sätze, nur angefangene Nebensätze. Wie hingeworfen stehen sie da, als sei die Sprecherin nicht in der Lage gewesen, sie zu Ende zu formulieren. Als hätten sich die Ereignisse überschlagen oder als sei sowieso schon alles gesagt worden: »Als die Ärzte / ihre Stirn in Falten / und halbherzig mir / ihren Befund«. Wir ergänzen die Sätze in Gedanken mit Verben wie »zogen« und »mitteilten«, wir ahnen schon, dass diese in Falten gezogenen Stirnen und noch mehr die nur halbherzig mitgeteilten Befunde nichts Gutes bedeuten können.

Das Sinnieren der Sprecherin »über halbvolle / und halbleere / Gläser« erinnert an jene so genannte Lebensweisheit, die behauptet, alles sei eine Frage der Justierung des eigenen Blicks. Ob eine Situation als negativ oder als positiv wahrgenommen wird, komme nur darauf an, wie man sein Schicksal betrachte; es habe doch alles auch sein Gutes. Diese Sprüche kennen wir alle und wir wissen auch, dass sie im wirklichen Leben meist überhaupt nicht helfen. Wir möchten doch gar nicht hören, dass es vielleicht Menschen gibt, denen es noch viel schlechter geht als uns. Wir haben nur ein Leben und das wollen wir möglichst gesund, reich und glücklich verbringen, wir wollen von Leid und Krankheit einfach nichts wissen. Die Sprecherin jedenfalls scheint über diese Sprüche viel nachgedacht zu haben, ohne dass diese ihr beim Umgang mit dem schlimmen »Befund« weitergeholfen hätten.

Die letzten Verse der Strophe enthalten ein Resümee der Situation: Mit den Worten »als die Fahnen / lange genug / auf Halbmast und / ich noch halbwegs / in Schwung« befindet die Sprecherin, sie habe lange genug ihren Zustand betrauert, sei lange genug schockiert gewesen. Gleichzeitig stellt sie fest, dass sie eigentlich »noch halbwegs / in Schwung« ist, dass es Kräfte in ihr gibt, die trotz der furchtbaren Krankheit geblieben sind. Indem sie bemerkt, dass sie nicht völlig vernichtet ist, erwacht ihr Unternehmungsgeist wieder und reißt sie mit »Schwung« aus dem bewegungslosen Grübeln.

Nach dieser Bestandsaufnahme schließt die zweite Strophe die begonnenen Nebensätze mit einem Hauptsatz ab: »begann ich, / Verse zu schreiben. / Spaßes halber.« Die Sprecherin wendet sich von den bedrückenden Überlegungen etwas ganz Neuem zu: Sie beginnt zu schreiben. Diese kreative Tätigkeit setzt einen lebendigen Kontrapunkt zur Krankheit: Der Befund bleibt nicht das Ende, sondern ist ein neuer Anfang.

Die Wendung des Textes am Schluss gefiel mir besonders. Das lyrische Ich schreibt »Spaßes halber«, also nicht aus beruflichen Ambitionen, sondern aus Lust am Schreiben. In erster Linie macht es der Sprecherin Freude. Sie dichtet nicht aus therapeutischen Gründen, nicht wegen und nicht trotz, sondern mit ihrer Krankheit. Das Leben geht weiter, durch das eigene kreative Schaffen gewinnt es bei all seinen Halbheiten zuletzt doch einen positiven Aspekt.

Gottfried Keller

Wir wähnten lange recht zu leben

Wir wähnten lange recht zu leben,
Doch fingen wir es töricht an;
Die Tage ließen wir entschweben
Und dachten nicht an's End' der Bahn!

Nun haben wir das Blatt gewendet
Und frisch dem Tod in's Aug' geschaut;
Kein ungewisses Ziel mehr blendet,
Doch grüner scheint uns Busch und Kraut!

Und wärmer ward's in unsern Herzen,
Es zeugt's der froh geword'ne Mund;
Doch unsern Liedern, unsern Scherzen
Liegt auch des Scheidens Ernst zu Grund!

Das vorgestellte Gedicht von Gottfried Keller beschäftigt sich mit der Erfahrung, dass das Erlebnis von Todesnähe dazu führen kann, das Leben viel intensiver wahrzunehmen und als Geschenk zu genießen. Der Dichter verwendet eine klassisch strenge Struktur – drei Strophen mit jeweils vier Zeilen im Reimschema a-b-a-b –, um die Erfahrung in eine stabile Form zu gießen. Die schon in der ersten Strophe eingeführte »wir«-Form betont die Allgemeingültigkeit des Erzählten.

Zuerst lebten die Mitglieder der »wir«-Gruppe einfach in den Tag hinein und ließen es sich gut gehen, ohne an ihr Ende, ihre Sterblichkeit zu denken. Doch dann wurde von ihnen wohl bewusst »das Blatt gewendet« und dem »Tod in's Aug' geschaut«. Keller verzichtet darauf, genauer zu beschreiben, wie dies geschah und was der Anlass dafür war. Die Konfrontation mit der eigenen Sterblichkeit führt jedenfalls dazu, dass

»kein ungewisses Ziel mehr blendet«. Keller schildert hier den vorhergehenden Zustand, in dem der Tod nicht wahrgenommen wurde, als »Blendung« und damit auch als »Verblendung«. Ein Mensch, der noch alle Möglichkeiten vor sich glaubt, denkt nicht an die eigene Sterblichkeit, versäumt es aber auch, den Wert des Augenblicks zu schätzen.

Wenn man aber weiß, dass man vielleicht nur noch kurze Zeit zu leben hat, dann kann man viel genauer und realistischer die verbleibende Zeit einteilen und genießen. Diese Intensivierung des eigenen Erlebens beschreibt das Gedicht mit der Zeile: »Doch grüner scheint uns Busch und Kraut!« Den neu gewonnenen Blick aufs Leben verdeutlicht auch die letzte Strophe: Das Wissen um die begrenzte Zeit des menschlichen Daseins lässt die »wir«-Gruppe das fröhliche Beisammensein ganz anders erleben als früher. In ihren Herzen »ward's wärmer«, sie singen und scherzen. Doch sind sie sich nun erst dieser kostbaren Stimmung bewusst, denn der Grund für ihre Fröhlichkeit ist ein sehr ernster: das Wissen, dass wir alle einmal werden gehen müssen.

Die unmittelbare Erfahrung, wie kostbar das Leben ist, habe ich selbst durch die schwere Krankheit meines Vaters gemacht. Als ganz junge Ärztin, einen Monat nach meinem Staatsexamen, erfuhr ich, dass mein Vater unheilbar krank war und voraussichtlich nur noch wenige Monate zu leben hatte. Ich erinnere mich noch genau, dass ich kurz darauf mit meiner Familie an einem Sonntagnachmittag – wie ich das von Kindheit an gewohnt war – in die Eifel fuhr, um dort spazieren zu gehen. An diesem warmen Julitag machten wir dann Rast bei einer Bank, die auf dem Berg auf einer kleinen Lichtung stand. Wir waren umgeben von Bäumen, außer dem Summen der Bienen war kein Geräusch zu hören und wir blickten von dort oben weit über das Eifeltal und den gegenüberliegenden Bergrücken. Ich weiß noch sehr gut, wie intensiv ich damals diese für mich eigentlich gewöhnliche Situation erlebte und genoss. Mir war bewusst, dass es der letzte Sommer sein würde, den mein Vater erlebte, und dass es vielleicht eines der letzten Male war, die wir zusammen an diesem Ort verbrachten.

Keller will uns vermitteln, wie einmalig und lebenswert der Tod unser Leben macht. Neulich war ich auf einer Beerdigung, bei der nach der Bestattung der Toten ein Essen stattfand, wo es, wie ich später erfuhr, sehr fröhlich zuging. Es wurde getrunken und gelacht und die Angehörigen zeigten Filme von einer Faschingsfeier, an der die Verstorbene teilgenommen hatte. Manche Leute vom Ort erregten sich über den vermeintlich fehlenden Ernst der Familie. Ich aber konnte sie sehr gut verstehen: Durch den Tod waren die Erinnerungen an fröhliche Feste in der Vergangenheit noch kostbarer geworden. So können wir aus der Gewissheit des Todes nur lernen, das Leben noch mehr zu schätzen und zu genießen.

III.

TOD

Im Verluste zu gewinnen,
Ist ein schwieriges Beginnen

Friedrich Rückert

Ulla Hahn

Vorsorge

Wenn's soweit ist soll es
in einem warmen Backsteinhaus geschehn
auf einer Wiese ohne Weg dorthin
Amselgelächter funkelnde Narzissen und nur
in meinem außen unversehrten Leib.
Er spränge durch den Schornstein
wie ein Held mich an ein
kühner Fallschirmjäger zwischen Brust und Bauch
in das Gestrüpp der Knoten. Ah dieses
viel zu späte Blaulicht in
den gelben Blumen.

Ulla Hahn ist eine Autorin unserer Zeit. Mit ihrem Gedicht
möchte ich ein Kapitel dieses Buches einleiten, das sich mit
dem Tod beschäftigt. Wenn man den Titel des Textes, »Vorsorge«, in Verbindung mit dem Gedanken an den Tod liest,
fallen einem vielleicht als erstes jene Tätigkeiten ein, die früher unter dem Begriff »ars moriendi« zusammengefasst wurden. »Vorsorge« treffen hieß damals, sich darum zu kümmern,
dass die Dinge nach dem eigenen Ableben geordnet zurückgelassen würden. Dies könnte heutzutage etwa eine Lebens-
versicherung, ein Testament oder ähnliches besorgen. Unser
Leben ist inzwischen so vom Geld dominiert, dass wir uns Vorsorge hauptsächlich in finanzieller Form vorstellen. Als Ärztin
denke ich bei Vorsorge natürlich auch an medizinische Vor-
sorgeuntersuchungen, etwa gegen Krebs. Diese haben jedoch
das Ziel, der Krankheit entgegenzuwirken. Um ein Vorsorgen
im Sinne vom Erhalten der eigenen Gesundheit geht es der
Autorin in ihrem Text aber offensichtlich gar nicht. Ulla Hahn
meint etwas ganz anderes.

Das lyrische Ich beschäftigt sich hier mit dem Ort, an dem es gerne sterben möchte, und mit der Art und Weise des eigenen Todes. Es geht also nicht darum, das Sterben zu verhindern, sondern es aktiv zu gestalten. Wie also stellt sich die Ich-Sprecherin ihren Platz für das Sterben vor? Es ist ein romantischer, sinnlicher Ort, ein »warmes« Backsteinhaus mitten auf einer Wiese. Der Platz ist so unberührt, dass nicht einmal ein Weg dorthin führt. Als Leser können wir uns die frühlingshafte Idylle vorstellen: die grüne Wiese, die gelben Narzissen, das Zwitschern der Vögel. Es ist ein heimeliger Ort, mitten in einer freundlichen Natur. Er ist meilenweit entfernt von jenem Platz, an dem immer noch die meisten Menschen bei uns sterben: der Intensivstation eines Krankenhauses.

Wir möchten annehmen, dass das lyrische Ich eine Frau ist. Ihr Äußeres ist ihr wichtig. Der Körper, dessen Signale sie genau wahrzunehmen scheint, soll nach dem Tod »unversehrt« aussehen. Wir Leser ahnen, wie schwer es gerade für eine Frau sein muss, die Entstellung ihres Körpers durch Krankheit zu akzeptieren: Wie geht man um mit der Amputation einer Brust, dem Verlust der Haare, den Flecken auf der Haut und anderem? Die Angst, von der Außenwelt als ein hässliches Neutrum ohne jede Attraktivität wahrgenommen zu werden, spielt hier mit. Wir wissen heute auch, dass Frauen viel aufmerksamer auf die Signale ihres Körpers hören als Männer. Sie gehen bei Krankheiten früher zum Arzt. Das führt leider häufig dazu, dass ihre Krankheiten durch (immer noch überwiegend) männliche Ärzte eher bagatellisiert und damit auch übersehen werden. Dagegen zeigt sich bei Männern ein umgekehrtes Bild: Sie neigen meist selbst zur Bagatellisierung ihrer Beschwerden, nicht wenige werden bei einem Herzinfarkt erst auf intensives Drängen ihrer Frauen hin überhaupt zu einem Arzt gebracht, der wiederum Krankheitssymptome von Männern meist sehr ernst nimmt.

Wie nun stellt sich die Sprecherin unseres Gedichtes aber den

Tod vor, wie wünscht sie ihn sich? Wie ein »Fallschirmjäger« soll er sie »durch den Schornstein« anspringen. Sie möchte ihn vorher nicht sehen, er soll plötzlich, auf einen Schlag, erscheinen und ihrem Leben ein Ende bereiten. Selbst das »Blaulicht« des Krankenwagens, der viel zu spät kommt, geht in der idyllischen Blumenwiese unter: Die Natur überwindet hier die medizinische Technik.

Ich glaube, so wie Ulla Hahn ihn beschreibt, wünschen sich die meisten Menschen den Tod. Sie möchten bis zuletzt intensiv ihr eigenes Leben leben, den Tod nicht kommen sehen, keine Angst vor ihm haben müssen. Es soll einfach plötzlich Schluss sein. Wir wissen nicht, wie es ist zu sterben. Darum haben wir Angst davor. Wir haben Angst, lange leiden zu müssen. Andererseits aber gibt es für Angehörige nichts Schlimmeres als einen lieben Menschen plötzlich und schnell zu verlieren, sich nicht mehr verabschieden zu können, Konflikte nicht mehr geklärt zu haben. So besteht eine merkwürdige Diskrepanz zwischen den Wünschen derer, die sterben müssen, und derer, die zurückbleiben. Für sich selbst sagt man: »Es ist eh alles vorbei, also soll es möglichst schnell gehen!«, von anderen aber möchte man möglichst lange etwas haben.

Es passiert aber auch häufig, dass den Sterbenden dann, wenn der Tod näher kommt, das Abschied Nehmen sehr wichtig wird. Nicht nur einmal habe ich erlebt, dass eine Mutter willig alle Therapien über sich ergehen ließ, nur um einige Monate länger für ihre Kinder da zu sein. Oder dass ein alter Mann unbedingt noch die Hochzeit seiner Tochter erleben wollte, bevor er sterben konnte. Der Tod ist so vielfältig und verschieden wie das Leben. Und so, wie wir uns das perfekte Leben erträumen, erträumen wir uns auch den idealen Tod. Doch wie der Lebenswunschtraum für uns vielleicht gar nicht so ideal wäre, so wenig ist es möglicherweise auch der gewünschte Tod.

Andreas Gryphius

Dominus de me cogitat.

IN meiner ersten Blůtt'. Im Frůling zarter Tage
    Hat mich der grimme Tod verwaiset / und die Nacht
    Der Traurikeit umbhůllt / mich hat die herbe Macht
Der Seuchen außgezehrt. Ich schmacht in stetter Plage.
Ich theilte meine Zeit / in Seufftzer / Noth und Klage /
    Die Mittel / die ich offt fůr feste Pfeiler acht /
    Die haben (leider!) all' erzittert und gekracht
Ich trage nur allein den Jammer / den ich trage.
    Doch nein! der treue GOtt beut mir noch Aug und Hand
    Sein Hertz ist gegen mir mit Vatertreu' entbrand /
Er ists / der iderzeit vor mich / sein Kind muß sorgen.
    Wenn man kein Mittel find / siht man sein Wunderwerck /
    Wenn unsre Krafft vergeht beweißt er seine Stårck /
Man schau't ihn / wenn man meint / er habe sich verborgen.

Andreas Gryphius ist einer der bedeutendsten deutschsprachi-
gen Dichter des Barock. Unter denen, die damals lesen und
schreiben konnten, war das Lateinische eine geläufige Sprache.
In der katholischen Kirche wurde sie ausschließlich verwendet.
So war es für einen Dichter nicht unüblich, Kenntnisse des Lateinischen bei seinen Lesern vorauszusetzen. Warum verwendet
der Dichter aber nun eine lateinische Überschrift, wenn das Gedicht als Ganzes in deutscher Sprache geschrieben wurde? Was
würden wir heute denken, wenn ein Gedicht einen englischen
Titel hätte, aber in Deutsch geschrieben wäre? Wir würden wohl
ein Zitat vermuten. Genauso verhält es sich mit dem Titel von
Andreas Gryphius' Gedicht. »Dominus de me cogitat« heißt etwa:
Der Herr denkt an mich, der Herr konzentriert sich auf mich.
Wäre es auf Deutsch geschrieben worden, so hätte es gewirkt
wie eine persönliche Meinung des Autors. So aber, durch die
Verwendung der lateinischen Kirchensprache, erscheint es wie

eine Glaubensformel, wie ein unumstößliches, allgemeingültiges Gesetz.

Heute spielen religiöse Überzeugungen im Alltagsleben kaum noch eine Rolle. Zur Lebenszeit Andreas Gryphius' aber, im 17. Jahrhundert, war das Leben eingebettet in eine kirchliche Ordnung. Tages- und Jahreslauf, Feste und Begräbnisse, alles fand in Bezug auf die Religion statt. Auch die persönlichen Lebenserfahrungen wurden vor dem Hintergrund des religiösen Glaubens gedeutet. Über die jeweils richtige Interpretation stritten sich die Gelehrten oft heftig.

Gryphius erlebte als Sohn eines protestantischen Pfarrers in Schlesien schon als Kind die Auseinandersetzungen zwischen Katholiken und Protestanten, die vor allem aus politischen Gründen von den jeweils Herrschenden angezettelt wurden. Er selbst war ein gläubiger Mensch, der später auf hoch angesehene Universitätsposten verzichtete, um sich der Sache seiner schlesischen Landsleute als Syndikus des Fürstentums Glogau anzunehmen.

Was will nun die lateinische Überschrift von Andreas Gryphius' Gedicht sagen? Nach meiner Auffassung wird der Lehrsatz »Dominus de me cogitat« auf seinen Wahrheitsgehalt und seinen Platz im Leben hin untersucht: Was heißt diese Glaubensformel? Was fängt der Autor mit ihr an?

Zunächst wird uns in diesem Gedicht ein Mensch vorgestellt, der schon sehr jung beide Eltern verloren hat. Dies stimmt übrigens mit den biografischen Daten des Autors überein. Sein Vater starb, als er fünf, seine Mutter, als er zwölf Jahre alt war. Das lyrische Ich schildert eine Lebenssituation in Depression und Krankheit. Seine Jugend wird zwar als »erste Blütt'« und »Früling« bezeichnet, doch gleich darauf folgt die »Nacht« der Trauer und die Bedrohung durch die »herbe Macht / Der Seuchen«, so dass der Sprecher »in stetter Plage« schmachtet, sich immer mit der eigenen Sterblichkeit konfrontiert sieht. Wie elend muss das Leben eines Menschen sein, der seine Zeit einteilt »in Seufftzer / Noth und Klage«? Hier bleibt kein Platz mehr für Freude und Frohsinn, für Glück, für die schönen Seiten des Lebens. In Zusammenhang mit der Bibel wird man an die Leidensgestalt des Hiob erinnert, dem Gott alles genommen hatte. Gryphius als gläubigem Menschen war dieses Motiv bestens bekannt.

Was unternimmt der Sprecher nun, um sich aus dieser Angst und diesem Leid zu befreien? Er hat offenbar alle möglichen »Mittel« versucht, die er hier nicht näher beschreibt. Doch musste er die Erfahrung machen, dass nichts, auf das er seine Hoffnung setzte, ihm half und er völlig auf sich allein gestellt bleibt. Bei der Beschreibung seiner Suche nach Hilfe verwendet Gryphius eine anschauliche und sinnliche Sprache, indem er das Bild von den ihren Dienst versagenden Stützpfeilern einsetzt: »Die Mittel / die ich offt für feste Pfeiler acht / Die haben (leider!) all' erzittert und gekracht / Ich trage nur allein den Jammer / den ich trage.«

Im zweiten Teil des Gedichts setzt der Ich-Sprecher seiner Verzweiflung aber etwas entgegen: seinen Glauben an Gott. Er glaubt daran, dass Gott ihm treu ist, ihm Auge und Hand »beut«, das heißt ihn sieht und ihm hilft. Da Gott wie ein Vater für sein Kind sorge, so der Sprecher, werde er mit seiner »Stärck« immer einspringen, wenn die irdischen Mittel versagen und man gerade verzagen will. Hier scheint es sich nicht nur um auswendig gelernte, inhaltsleere Glaubensformeln zu handeln. Vielmehr spiegelt der starke poetische Ton den lebendigen, wahrhaft empfundenen Glauben eines Not leidenden Menschen wider.

Obgleich der Text über dreihundertfünfzig Jahre alt ist, glaube ich doch, dass die Beschreibung der völligen Einsamkeit und Hilflosigkeit auf viele moderne Menschen passt. Zwar können wir heute mit unserem Kommunikationssystem innerhalb von Sekunden jeden Menschen auf der Erde erreichen, zwar haben wir hier ein perfektes Notarztsystem und in allen Medien finden sich Lebenshilfe-Artikel und Ratgeber-Sendungen. Aber einsame und kranke Menschen werden kaum besucht und sitzen manchmal Tage und Wochen allein in ihrer Wohnung. Die Zahl der Single-Haushalte nimmt immer mehr zu, die sozialen Vernetzungen im Gegenzug immer mehr ab. Auch der biblische Hiob litt am meisten darunter, in seiner Krankheit und Armut von den Menschen und Gott verlassen worden zu sein.

Uns modernen Menschen, die sich einen persönlichen Gott nur schwer vorstellen können, fällt es zunächst jedoch schwer, mit Gryphius' Gott etwas anzufangen. Doch auch wir erleben, dass wir in ausweglos erscheinenden Situationen nachdenken und grübeln, ohne eine Lösung zu finden. Plötzlich aber ergibt sich eine Gelegenheit, treffen wir einen Menschen, sehen wir die Schönheit der Natur und alles löst sich. Es eröffnet sich eine völlig andere Aussicht und im Nachhinein stellen wir vielleicht fest, dass unser Leben sich nie so wertvoll entwickelt hätte, wenn wir nicht vorher diese leidvolle Erfahrung gemacht hätten. Manche Menschen arbeiten jahrelang mit äußerster Härte, um eine Position in ihrem Beruf zu erreichen, ihr Haus abzuzahlen oder ihren Kindern eine gute Ausbildung zu ermöglichen. Plötzlich verlässt sie die Kraft, sie werden krank oder arbeitslos, alle ihre Mühen scheinen vergebens zu sein. Und dann tut sich eine ganz neue Perspektive auf. Sie stellen fest, dass sie nach Jahren wieder mit ihrem Partner reden können, dass ihre Kinder ihre Freunde werden, sie Zeit für ein vergessen geglaubtes Hobby haben. Das ganze Leben erscheint in einem anderen Licht, ohne Kraftanstrengung, ohne eigenes Zutun.

»Man schau't ihn / wenn man meint / er habe sich verborgen.« Heute würden wir vielleicht sagen: »Der Weg ist das Ziel«. Denn wenn wir immer nur auf ein bestimmtes Ziel blicken, übersehen wir, wie schön unser Leben ist. Manche Menschen wirken fast erleichtert, wenn sie erfahren, dass sie bald sterben müssen. Die Last, ein ganz bestimmtes Ziel erreichen zu müssen, fällt auf einmal von ihnen ab. Sie müssen nur noch die einzelnen Tage bestehen und erleben, sonst wird nichts mehr von ihnen verlangt.

So glaube ich, dass dieses streng religiöse Gedicht von Andreas Gryphius mit seinen starken Bildern auch uns modernen Menschen Mut und Hoffnung geben kann. Es öffnet uns die Augen für die Dinge, für die es sich zu leben lohnt trotz Krankheit und Einsamkeit.

Ulrike Draesner

lied im bauch

schmerz; das sind die geschabten wände
im bauch

       – leer geräumt, stillgestellt,
in allen muskelfasern, in allen fasern
fehlt das kind –
       im bauch. es gelten die gesetze
der reproduktion, sie machen geräusch, die
küretten, sie saugen sich fest
im keim, im dezember
       – im bauch. krankentische
klappen herunter, weiß und geschabt, die
gesetze der hygiene gierig
sitzt der stöpsel im rücken der hand
       – rotes
plastik und trinkt. was aber heißt
»wolke«)

       würzelchen, du.
auf dem gang wird gesungen,
geschrubbt.
       äste schrubben das fenster,
die nacht. tritt herbei, zur wanne,
zum heißen wasser
       – im mensch.
der weint; in allen fasern mißt
seine weite (im auge, im herzen)
allein in der nacht,
       vermißt
die kleinen buchten, das kind.
       die eingebogenen
finger zur kehle wie

zum singen gereckt
        da, an der wand
(eine wolke erst) bläuliche sphinx,
fragen –

        in allen fasern (allen
sprachen – sie klappen
herunter, sie klappen
herauf)

        mit dem spiegel
der abgeschabten wand (die äste
am fenster) ungestillt.
        fasern. auf stille gestellt.
doch hungrig, doch ragt
aus der hand der stöpsel
rot, ein leergeräumter mund
        – unstillbar, im mensch.

Was empfindet eine werdende Mutter, die ihr ungeborenes
Kind verliert? Im Christentum ist das Neugeborene ein Symbol für die Hoffnung schlechthin. Wenn schon der Frühling
uns fröhlich macht und neue Hoffnung gibt, wie viel mehr
muss es eine Frau mit Freude erfüllen, neun Monate lang
selbst Trägerin eines neuen werdenden Lebens zu sein? Was
bedeutet es also, wenn diese Hoffnung abrupt beendet wird?
Jedes Mal, wenn eine Frau mir von einer Fehlgeburt oder Ab-
treibung berichtet, empfinde ich große Trauer. Ein Neubeginn
wurde im Keim erstickt.

Das vorgestellte Gedicht von Ulrike Draesner trägt den Titel:
»lied im bauch«. Das klingt fröhlich und unbeschwert. Doch
gleich die erste kurze Strophe steht in scharfem Kontrast dazu:
»schmerz; das sind die geschabten wände / im bauch«. Gerade dadurch, dass das Wort »schmerz« allein am Satzanfang

steht, bekommt es den Charakter von etwas Absolutem. Der Schmerz ist nicht beschreibbar, nicht sagbar. Bei der zweiten Satzhälfte sieht man regelrecht, wie die Innenwände der Gebärmutter mit einer Kürette, das ist ein scharfrandiger kleiner Löffel, abgeschabt werden – ein Bild, das den Schmerz für die Leser auf drastische Weise veranschaulicht.

Auf diese kontrastreiche Einleitung – einerseits das Lied, andererseits der Schmerz – folgt die zweite Strophe, die durch vier eingerückten Verse gegliedert wird. Die Einrückungen wirken wie hingeworfene Satzfetzen. Man könnte sich beim Lesen einen Menschen vorstellen, der von Schluchzen geschüttelt ist und daher nur stammeln kann. Der erste Teil schildert plastisch die entstandene Stille und absolute Leere, die die Frau nun empfindet: »in allen muskelfasern, in allen fasern / fehlt das kind«.

Die zweite Passage behandelt den dieser Leere vorangegangenen medizinischen Eingriff. Warum steht er hier erst an zweiter Stelle, obwohl er doch chronologisch der Stille vorausgegangen ist? Die Chronologie des Gedichts folgt nach meinem Eindruck der Empfindung eines Menschen, der ein Trauma erlitten hat. Zunächst ist er nur schockiert von dem Zustand, in dem er sich befindet. Dann erst fängt er an, darüber nachzudenken, was ihm zugestoßen ist, um es stockend seiner Umgebung zu erzählen: »sie machen geräusch, die / küretten, sie saugen sich fest / im keim, im dezember«. Auch die Benennung des Monats, in dem sich das Ereignis zugetragen hat, ein scheinbar unbedeutendes Detail, ist typisch für das Erleben von Extremsituationen. Wir erinnern uns an jede Kleinigkeit und gerade das drückt aus, wie furchtbar das Ereignis war, das uns getroffen hat.

Derartige Details werden im dritten Teil der zweiten Strophe noch vertieft. Man stellt sich förmlich die Klapptische am fahrbaren Nachtkasten vor. Die Sterilität im Krankenzimmer ist zwar rational nachvollziehbar, da sie aus Gründen der Hygiene erfolgt, andererseits erzeugt sie aber auch ein Gefühl der

Kälte. Das scheinbar hingeworfene Bild vom Infusionsstöpsel am Handrücken ist ein Sinnbild für die Versehrtheit der Frau, die nach dem Verlust allein zwischen den medizinischen Geräten liegt.

Im letzten Abschnitt der zweiten Strophe erfolgt bereits die Überleitung zum Gedankengang der dritten: »was aber heißt / ›wolke‹)«. Gleich nach dem Stöpsel am Handrücken taucht überraschend ein Bild aus der Natur auf, das hier durch die Anführungszeichen und die Klammer noch hervorgehoben ist. Wie passt nun aber eine Wolke in das beschriebene sterile Krankenhausambiente?

Wir finden die Lösung dieser Frage vielleicht in der nächsten Strophe, die mit einer Anrede beginnt: »würzelchen, du.« Was für ein wunderbares Kosewort für ein ungeborenes Kind! Zum ersten Mal wird hier das Kind direkt angesprochen: ein Kontakt, wie er sicher in den Wochen vor dem Krankenhausaufenthalt immer wieder stattgefunden hat und der nun jäh unterbrochen ist. Dieses »würzelchen«, ein Naturbild für werdendes Leben, ist mit der »wolke« verwandt, die ursprünglich als Regenspender ja auch Leben spendet. Allerdings steht die »wolke« ebenfalls für Flüchtigkeit und Vergänglichkeit und spielt damit auch auf den Verlust des Kindes an.

Trotz der Trauer über diesen Verlust nimmt die Sprecherin ihre Umwelt genau wahr: »auf dem gang wird gesungen, / geschrubbt«. Vor unserem inneren Auge taucht hier das Bild einer Putzfrau auf, die, während sie den Boden wischt, vor sich hin summt. Auch draußen, vor dem Zimmerfenster, wird »geschrubbt«, dort aber sind es Äste, die sich am Fenster reiben. Wir stellen uns vor, wie es stürmt und der Wind die Äste gegen das Fenster des Krankenzimmers schlägt. Es ist Nacht, es tauchen Bilder von heißem Wasser und einer Wanne auf, die zum nächsten Gedankengang überleiten. Das Saubermachen bleibt im gesamten Gedicht präsent und ambivalent: Es steht für die vom Kind »gesäuberte« Bauchhöhle und die Sterilität des Krankenhauses, für das Bedürfnis nach Reinigung in einer

Badewanne und für die konkreten Schrubb-Bewegungen von Putzfrau und Ästen. Hier geht es nicht nur um das Wasser in einer Wanne, sondern auch um das Wasser, das »im Mensch« ist, »der weint«. Man stellt sich jene Frau vor, die nun nicht mehr schwanger ist, nachts in ihrem Krankenzimmer, Äste schlagen gegen das Fenster, sie ist sehr allein, ohne Kind, offenbar auch ohne Mann und weint. Alles ist Trauer und fließt.

Im Folgenden wird der Grund der Trauer jetzt erstmals ganz eindeutig benannt: »vermißt / die kleinen buchten, / das kind.« Wie sehr die Frau das Kind vermisst, wird anschaulich mit dem Bild der »kleinen buchten« vermittelt. Bei dem Wort »Bucht« denken wir an einen geschützten Ort, wo es kaum Wind gibt, wo das Wasser wärmer ist als auf dem offenen Meer, wo Schiffe ankern und Menschen sich ausruhen. Auch eine Gebärmutter könnte man sich als kleine Bucht, als geschützten Hafen im Körper einer Frau vorstellen, in dem ihr Kind geborgen ist.

Der nächste Halbsatz beschreibt das gestorbene Kind selbst. Erst hier, schon weit nach der Hälfte des Gedichts, wird der direkte Blick auf den Embryo gewagt. »die eingebogenen / finger zur kehle wie / zum singen gereckt«. Wir alle kennen die wunderbaren Fotos von Babys im Mutterleib, wie friedlich sie im schwerelosen Raum schwimmen, die Augen geschlossen, die Händchen tatsächlich oft am Hals oder auch im Mund. Man stellt sich vor, wie schmerzlich ein solcher Anblick sein muss, wenn das Kind gestorben ist. Wenn man als Frau dieses winzige Wesen vor sich liegen sieht, das alle Muttergefühle weckt, und weiß, dass man es nie wird beschützen können.

Das Bild der Wolke taucht hier wieder auf und verwandelt sich in eine Sphinx. Die Sphinx war in der griechischen Mythologie ein sagenhaftes Ungeheuer mit dem Leib eines geflügelten Löwen und dem Kopf einer Frau. Sie saß vor den Toren der Stadt Theben und gab jedem Vorübergehenden ein Rätsel auf. Wer es nicht lösen konnte, wurde getötet. So steht die Sphinx als Symbol für Rätselhaftigkeit und Tod. Auch hier versinnbildlicht sie den Tod des Kindes und die nicht zu beantwortenden Fragen, die sich die Frau in einer solchen Situation stellt: Warum musste das passieren? Warum mir? Warum wurde ich überhaupt schwanger?

Die vierte Strophe des Gedichtes besteht aus einem einzigen Satz, der das letzte Wort der vorangegangenen Strophe – »fragen« – aufgreift: Die »fragen« sitzen »in allen fasern (allen / sprachen – sie klappen / herunter, sie klappen / herauf)«. Die schmerzhaften Fragen beherrschen nicht nur den Kopf, sondern den gesamten Körper der Sprecherin, sie werden in allen Sprachen gestellt. Und wie der Tisch am fahrbaren Nachtkasten klappen sie immer wieder herunter und herauf; sie hören nicht auf. Sie sind wohl auch nicht zu beantworten.

Die fünfte und letzte Strophe nimmt ein paar der nun schon bekannten Bilder vom Krankenhauszimmer, dem eigenen Körper, den unbeantworteten Fragen und dem Verlust wieder auf, um sie zu überlagern: »mit dem spiegel / der abgeschabten wand (die äste / am fenster) ungestillt«. Der Spiegel könnte ein Spiegel an der Zimmerwand sein, er könnte in Verbindung mit der »abgeschabten wand« aber auch auf die ausgeschabte Gebärmutter anspielen. Die Zeile endet mit dem Wort »ungestillt«. Was wurde nicht gestillt? Vermutlich alles: Das Kind wurde nie gestillt, die Fragen der werdenden Mutter nicht, die Gefühle der Frau, ihre Sehnsucht nach einem Baby – alle blieben durstig.
Der vorletzte Teil der Strophe lautet schließlich: »fasern. auf stille gestellt./ doch hungrig, doch ragt / aus der hand der stöpsel / rot, ein leergeräumter mund«. Die Fasern, die weiter oben im Gedicht schon als Synonym für die Fragen im Innersten der Mutter stehen, sind jetzt still gestellt worden. Kein Zeichen kommt mehr aus dem Körper. Bei dem wiederholten Wort »still« denkt man auch an die englische Wendung »stillborn child«, tot geborenes Kind. Wo oben alle durstig zurückbleiben, kommt hier noch das Wort »hungrig« hinzu. Ein grundsätzliches Lebensbedürfnis bleibt. Der letzte Halbsatz

besteht nur aus drei Worten: »– unstillbar, im mensch«. Der Hunger und der Durst, den diese Frau empfinden, sind mit einer Infusionsflasche nicht zu befriedigen. Was bleibt ist der Verlust, die schmerzende Leerstelle, die Sehnsucht einer Frau nach Mutterschaft, die niemand stillen kann.

Friedrich Rückert

ALS VON DEN vier Todeskranken
Zwei nun aus den Bettchen stiegen
Und durchs Zimmer wieder wanken,
Kehren erst mir die Gedanken,
Daß zwei andre draußen liegen.

Man hat sie hinausgetragen,
Und ich hab' es wol gesehn;
Doch ich dacht' in diesen Tagen
Immer noch, daß alle lagen,
Um mit einmal aufzustehn.

Nun zerronnen ist der Traum,
Aufgestanden sind nur zwei,
Schatten gleich, man hört sie kaum,
Schleichen sie im leeren Raum,
Sonst gefüllt von Lustgeschrei.

Eine der schlimmsten Erfahrungen, die ein Mensch in seinem
Leben machen kann, ist der Verlust eines Kindes. Friedrich
Rückert verlor am 31. Dezember 1833 seine dreijährige Tochter Luise, zwei Wochen später, am 16. Januar 1834, seinen
fünfjährigen Sohn Ernst. Beide starben am Scharlach. Luise
war am zweiten Weihnachtstag, Ernst am Neujahrstag krank
geworden. Seine beiden älteren Kinder August und Leo, die
ebenfalls schwer an Scharlach erkrankten, wurden wieder gesund. Friedrich Rückerts Frau Luise schrieb für ihre beiden
überlebenden Kinder ihre Erinnerung an die Wochen der Krankheit auf, Friedrich Rückert schrieb bis zum Frühsommer 1834
einen ganzen Zyklus von »Kindertotenliedern«, die nach seinem eigenen Tod veröffentlicht wurden. Einige Gedichte aus
diesem sehr bewegenden Zyklus stelle ich hier vor.

Dieses erste Gedicht beginnt wie ein Erwachen aus tiefer Bewusstlosigkeit, aus einer Zeit ohne Denken. Fast ist es dem Sprecher, als könnte nun wieder normaler Alltag einkehren. Vier Kinder waren krank, zwei stehen wieder auf und »wanken« durchs Zimmer. Aber die Genesung von zwei Kleinen bringt den Verlust der beiden anderen erst schmerzhaft deutlich zu Bewusstsein. Nach der ungeheuren Anstrengung, die durch die Krankheit für die Eltern entstanden war, und nach dem Schock des Todes scheint sich nun erst langsam die Erkenntnis einzustellen, welch tief greifende Veränderung der Tod der Kinder für das ganz alltägliche Leben bedeutet.

Die zweite Strophe schildert den vorangegangenen tranceähnlichen Zustand des Sprechers. Zwar hat er mit eigenen Augen gesehen, wie die Verstorbenen hinausgetragen wurden. Aber er konnte diese Realität nicht aufnehmen und spiegelte sich vor, die toten Kinder lägen mit den anderen, älteren Geschwistern noch im Krankenzimmer und würden mit diesen wieder aufstehen und gesund werden.

Besonders ergreifend an diesem Gedicht ist seine letzte Strophe. Sie schildert das ganze Elend eines Alltags nach der Beerdigung, in dem nichts mehr so ist wie es war. Die großen Kinder schleichen wie »Schatten« im leeren Raum, der »Sonst gefüllt von Lustgeschrei« war. Mit wenigen Worten gelingt es Rückert, eine schwer zu beschreibende Situation zu skizzieren, die getränkt ist von der plötzlichen Erkenntnis, dass die vergangenen Ereignisse das eigene Leben endgültig und für immer verändert haben.

Ein großer Schmerz, ein tiefes Leid scheint manchmal so unerträglich zu sein, dass wir es nicht wahrhaben können. Wir lassen es nicht an uns heran. Wir leugnen seine Existenz. Erst ganz allmählich, wenn der zeitliche Abstand wächst, können wir begreifen, was geschehen ist. Wie kann man damit umgehen, ein Kind zu verlieren? Ich kann mich an jedes einzelne Kind erinnern, das ich in meinem bisherigen Berufsleben habe sterben sehen, und an alle Eltern, die dieses Leid erleben mussten. Mir ist in solchen Situationen nie etwas anderes eingefallen, als an sie zu denken und Hilfe anzubieten. Aber worin sollte diese Hilfe bestehen? Nicht selten werden Menschen aufgrund eines solchen Verlustes schwer krank und sehen im Leben keinen Sinn mehr.

Vielleicht kann aber der eine oder andere Leser Trost beim Lesen der »Kindertotenlieder« finden, die auf so sensible und prägnante Weise einen nicht zu beschreibenden Schmerz ausdrücken. Indem Rückert Worte für seinen Verlust findet, gelingt es ihm, den Tod seiner Kinder wahrzunehmen und Vers für Vers Trauerarbeit zu verrichten.

Friedrich Rückert

KLAGEN muß ich, daß ich klage,
Mich verklagen muß ich, daß,
Wie ich Leid um zweie trage,
Ich die übrigen vergaß.
Als sei hinweg das beste,
Hat keine Freud' am Reste
Das Auge thränennaß.

Alle glaubt' ich lieb zu haben,
Alle lieb mit gleichem Trieb;
Aber nun, die ich begraben,
Hab' ich doppelt, dreifach lieb,
Lieb, weil ich sie geboren,
Lieb, weil ich sie verloren,
Lieb, weil nur das mir blieb.

Meine Größren sind die Sorgen,
Meinen Sorgen bleib' ich treu;
Meine Kleinen, jeden Morgen
Waren sie mein Spielwerk neu.
Die Sorgen sind geblieben,
Der Tod nahm nur die lieben
Spielpüppchen ohne Scheu.

»Größer würden sie geworden
Und dem Spiel entwachsen seyn.«
O wie frostig weht vom Norden
Mir der Trost in Herz hinein!
Ich hofft' es zu erleben,
Daß groß sie würden eben,
Nun waren sie noch klein.

Heut sprang einer von den Jungen
Grade so ans Herz mir her,
Wie mein Mädchen sonst gesprungen,
Ach, und nun nicht springet mehr;
Ich wollt' ihn zu mir heben,
Die Arme fühlt' ich beben,
Er war zu groß und schwer.

Das hier vorgestellte Gedicht schildert die Situation der Familie einige Zeit nach dem Tod der jüngsten Kinder. Der Schmerz über den Verlust ist unverändert präsent, aber der Alltag, der veränderte Alltag, ist langsam eingekehrt.

Das lyrische Ich, der Vater der Kinder, beurteilt sein eigenes Verhalten der letzten Wochen und geht streng mit sich ins Gericht. Er verurteilt sich dafür, dass er über seiner Trauer um die beiden jüngsten Kinder die beiden überlebenden älteren aus den Augen verloren hat. Bis zum Tod der beiden jüngeren glaubte er, alle seine Kinder gleich zu lieben. Aber mit deren Sterben änderten sich seine Empfindungen: Er stellt fest, dass er die Verstorbenen mehr liebt, weil ihm von ihnen nur die Erinnerung bleibt. Aber nicht nur der Tod macht ihm die beiden jüngeren Kinder besonders wichtig. Auch die Tatsache, dass es die beiden Kleinsten waren, lässt sie ihm ans Herz wachsen. Die beiden Älteren »sind die Sorgen«, heißt es. Sicher bereiten auch diese Kinder nicht nur Kummer. Aber entsprechend ihrem Lebensalter beginnen sie bereits, sich ganz allmählich von den Eltern abzunabeln. Sie gehen zur Schule, spielen mit Freunden und sehen die Eltern wohl nicht mehr als uneingeschränkten Lebensmittelpunkt. Die beiden Kleinsten sind im Rückblick eine Herzensangelegenheit, reine Freude.

Die dritte Strophe von Rückerts Gedicht beginnt mit einem Zitat. Es könnten die Worte eines Freundes, eines Bekannten sein, der versucht, die Realität ins Bewusstsein des trauernden Vaters zu heben. Denn auch diese Kinder wären ja keine

»Spielpüppchen« geblieben, sie wären älter geworden. Aber diese vernünftige Aussage schmerzt den Vater noch mehr. Einerseits ist ihm ja genau das Erleben des Wachsens dieser Kinder verwehrt, andererseits hätte er doch noch eine Zeitlang seine Freude an ihrem Spiel gehabt.

In der letzten Strophe schildert der Vater eine häusliche Szene: Einer seiner großen Söhne springt ihm an die Brust und vollzieht damit dieselbe Bewegung wie die kleine verstorbene Tochter. Darum erfüllt den Sprecher dieser Liebesbeweis sofort wieder mit Trauer um das verstorbene Kind. Der Vater versucht, seinen Sohn hoch zu heben, so wie er das auch mit seiner kleinen Tochter immer getan hatte. Aber er merkt, dass seine Kraft hierfür nicht ausreicht, dass der Sohn die verstorbene Tochter nicht ersetzen kann.

Die Konzentration auf das kranke oder verstorbene Kind ist typisch in Familien, in denen nur ein Kind krank, das Geschwister aber gesund ist. Untersuchungen zeigen, dass die gesunden Kinder häufig psychisch leiden, da sie zwischen Neid auf und Mitleid für ihr Geschwister schwanken. Manche entwickeln Schuldgefühle, weil sie dem umsorgten Geschwisterkind, das ihnen alle Zuwendung der Eltern wegnahm, den Tod gewünscht hatten, der schließlich eintrat und das Unglück nur noch größer machte.

Doch ist es nachvollziehbar, dass uns ein Mensch, von dem nur die Erinnerung bleibt, besonders wichtig wird. Eine unerfüllte Liebe kann zu einer lebenslangen Sehnsucht führen, die, wäre sie jemals erfüllt worden, im banalen Alltag vielleicht langsam erloschen wäre. Im Rückblick neigt man dazu, negative Erinnerungen auszublenden und sieht nur das Schöne, das die verlorenen Menschen bereitet haben. Doch wenn wir ehrlich sind, so müssen wir zugeben, dass auch im Umgang mit diesen nicht alles Freude und Sonnenschein gewesen ist.

Als Leser merkt man hier, wie schwer es sein kann, einen trauernden Vater zu trösten. Man sieht genau, wie ungerecht seine Gefühle sind, aber jede Korrektur fügt ihm neuen Schmerz zu. Wohl darum ziehen sich Angehörige und Freunde so oft von Trauernden zurück: Die Tatsache, dass man eigentlich nicht trösten kann, ist sehr schwer auszuhalten. Gerade weil der Ich-Sprecher hier so ehrlich über eigene Gefühle berichtet, die er selbst kritisiert, ahnen wir, wie schwer es für die verbliebenen Geschwister sein muss, mit den trauernden Eltern weiter zu leben. Man bekommt eine Vorstellung davon, wie wichtig es für diese Kinder ist, Menschen zu finden, die ihnen in der Trauerzeit der Eltern das Gefühl geben, unbedingt geliebt zu sein.

Übrigens hat Rückerts Ehefrau Luise in ihrem Bericht über die Zeit der Krankheit und des Todes der beiden jüngeren Kinder ausdrücklich vermerkt, wie sehr ihre beiden Großen von ihr geliebt würden. Die Niederschrift ihrer Trauer solle dazu dienen, alle ihre Kinder dieser Liebe zu versichern. Dieser Schritt von Luise Rückert zeigt, wie klug sie als Mutter handelte. Sie versuchte nicht, sich für ihre Trauer um die verstorbenen Kinder zu kritisieren, wie dies in Friedrich Rückerts Gedichten anklingt, sondern sie benutzt die Trauer, um ihren überlebenden Kindern zu zeigen, wie sehr sie sie liebt.

Friedrich Rückert

IM VERLUSTE zu gewinnen,
Ist ein schwieriges Beginnen,
Und gelinget andern nie
Als der Lieb' und Poesie.

Liebe läßt sich nichts entrinnen,
Hat nicht außen, sondern innen;
Und das Nichts, sie weiß nicht wie,
Macht zum Etwas Poesie.

Nicht dahin ist, was von hinnen,
Bleibt im Sinn, nicht in den Sinnen;
Fest auf ewig haltens die
Beiden, Lieb' und Poesie.

Diesem Gedicht der »Kindertotenlieder« merkt man an, dass der Tod und die erste Trauerzeit schon etwas zurückliegen. Das unmittelbare Erleben des Schmerzes ist einem besonnenen Bilanzieren gewichen. Dies deutet schon die ebenmäßig gefügte Form des Textes an. Auch geht der Inhalt weit über die persönliche Erfahrung des Verlustes hinaus. Hier werden allgemeingültige Lebensweisheiten formuliert und sorgfältig mit traditionellen Motiven verknüpft, so beispielsweise mit dem Motiv der »ewigen Poesie« im Gegensatz zum flüchtigen Leben.

Rückert wird den christlichen Glaubenssatz gut gekannt haben, dem zufolge Gott Leid zufüge, damit wir etwas daraus lernen. So beginnt er mit der paradoxen Formel »Im Verluste zu gewinnen«, fügt aber hinzu, dass dieser Akt »ein schwieriges Beginnen« sei. Doch wird sogleich eine Lösung präsentiert: Nur mit Hilfe der »Lieb'« und der »Poesie«, so der Text, könne man mit der Erfahrung des Verlustes umgehen lernen.

Diese Erkenntnis wird in der zweiten Strophe ausgeführt. Der Satz »Liebe läßt sich nichts entrinnen« meint, dass der Liebe nichts verloren geht, dass die wahre Liebe immer bestehen bleibt. Denn da die Liebe »nicht außen, sondern innen« lebt, ist sie in der Lage, die Sterblichkeit der Außenwelt zu überwinden, indem sie die Geliebten ins Innere hinüberrettet. Ein echtes Gefühl, davon ist das lyrische Ich überzeugt, bleibt unvergänglich und konserviert so das Schöne für immer. Die nächsten zwei Zeilen beschwören neben der Macht der Liebe auch die Macht der Poesie. Wie eine Zauberkünstlerin verwandelt sie das Vergängliche, ja sogar das Nichtexistente in etwas Greifbares, Haltbares: »Und das Nichts, sie weiß nicht wie, / Macht zum Etwas Poesie«. Dass ein Gedicht das Angedenken an Verstorbene bewahrt und aus der Zeit in die Ewigkeit rettet, ist ein altes Motiv.

Auch uns können Gedichte das Andenken an eine geliebte Person auf zauberhafte Art und Weise bewahren. Mir erzählte einmal eine Frau, sie habe vor vielen Jahren wegen einer Fehlgeburt gemeinsam mit einer Nonne in einer Klinik gelegen. Sie habe unter dieser Fehlgeburt unendlich gelitten und sie kaum verschmerzen können. Am Tag ihrer Entlassung habe ihr die Ordensschwester ein Gedicht geschenkt. Diesen Text habe sie zu Hause gerahmt und auf ihren Nachttisch gestellt. Obwohl seit der Fehlgeburt viele Jahre vergangen seien, sie inzwischen auch mehrmals umgezogen sei, stehe dieses Gedicht immer noch auf ihrem Nachttisch und bedeute ihr unverändert viel.

Rückert behauptet also, dass Liebe und Poesie sich der Macht des Todes und des Vergessens entgegenstellen. Der zurückgenommene Ton dieses Gedichts zeigt, wie sehr sich die Lage des Sprechers im Vergleich zum ersten hier vorgestellten »Kindertotenlied« geändert hat. Herrschten am Anfang Schmerz und Resignation vor, scheint der Sprecher hier mit seiner Situation Frieden geschlossen zu haben. Er findet Trost in der Erfahrung, dass seine Liebe zu den Kindern trotz ihres Todes unvergänglich ist. Und er findet neue Kraft in der Poesie, die ihm half, seine Trauer als Teil seines Lebens zu akzeptieren.

Friedrich Rückert

OFT DENK' ich, sie sind nur ausgegangen,
Bald werden sie wieder nach Haus gelangen,
Der Tag ist schön, o sei nicht bang,
Sie machen nur einen weitern Gang.

Ja wohl, sie sind nur ausgegangen,
Und werden jetzt nach Haus gelangen,
O sei nicht bang, der Tag ist schön,
Sie machen den Gang zu jenen Höhn.

Sie sind uns nur voraus gegangen,
Und werden nicht hier nach Haus verlangen;
Wir holen sie ein auf jenen Höhn
Im Sonnenschein, der Tag ist schön.

Dieses Gedicht schließt die hier aufgeführte Reihe der »Kinder-totenlieder« von Friedrich Rückert ab. Es zählt zu den schönsten lyrischen Texten, die ich kenne. Der lange Weg von der Trauer eines verwaisten Vaters bis hin zu einer Situation des Friedens mit sich selbst wird hier in einer einzigartigen Verknüpfung von Inhalt und Form vorgeführt.

In der ersten Strophe schildert das lyrische Ich die typische Erfahrung eines Menschen, der einen geliebten Angehörigen verloren hat: »OFT DENK' ich, sie sind nur ausgegangen«. Diese Erfahrung haben mir viele Menschen berichtet. Sie sitzen abends vor dem Fernseher und denken, der Ehemann sei im Keller in der Werkstatt, bis ihnen plötzlich einfällt, dass er ja tot ist. Sie sind auf dem Heimweg und freuen sich schon darauf, der Frau von einem schönen Tageserlebnis berichten zu können, und dann wird ihnen plötzlich klar, dass sie ja nicht mehr lebt.
    Nach diesem Gedanken wird der Blick des Lesers auf eine

friedliche Landschaft gelenkt, in der kein Unglück vorstellbar ist: »Der Tag ist schön, o sei nicht bang, / Sie machen nur einen weitern Gang.« Dies scheint der charakteristische Inhalt eines beruhigenden Gesprächs, das ein Elternpaar führt. Einer beruhigt den anderen, es werde schon nichts passiert sein, die Kinder werden nur einen anderen Weg genommen haben.

Die zweite Strophe hat auf den ersten Blick den gleichen Inhalt wie die erste, allerdings haben winzige Veränderungen in der Wortwahl stattgefunden. Hieß es in der ersten Strophe, sie würden »wieder« nach Hause gelangen, so verwendet Rückert hier das Wort »jetzt«, er sagt, sie würden »jetzt« nach Hause kommen. Diese veränderte Formulierung eröffnet die Möglichkeit, dass das angestrebte Ziel, das »Haus«, nicht identisch mit dem Ausgangsort, dem Elternhaus, ist. Könnte es nicht sein, dass hier auf ein anderes Zuhause angespielt wird, das gar nicht mehr in dieser Welt liegt? Die beiden letzten Zeilen der zweiten Strophe bauen diese Vermutung weiter aus: »O sei nicht bang, der Tag ist schön, / Sie machen den Gang zu jenen Höhn«. Hier wird zum ersten Mal ein konkretes Ziel des Weges benannt, das nicht identisch mit dem Ausgangsort ist. Die »Höhn« weisen als Metapher schon auf eine Erhebung aus dem irdischen Alltag hin.

In der dritten Strophe finden wir ebenfalls nur geringe Veränderungen des Wortmaterials. Doch diese winzigen Verschiebungen haben den ursprünglichen Sinn der ersten Strophe vollkommen verwandelt. Statt »ausgegangen« verwendet Rückert jetzt die Formulierung »voraus gegangen«. Der Sinn des Satzes ist hierdurch ein völlig anderer geworden: Die Kinder haben bei ihrem Gang ein Ziel, sie sind bewusst weggegangen und zwar auf einem Weg, auf dem ihnen die Eltern folgen werden. Ging man zuerst selbstverständlich davon aus, dass das Elternhaus das Ziel des Kinderspaziergangs sei, stellt Rückert nun fest, dass sie »nicht hier nach Haus verlangen«. Auch wenn diese Erkenntnis sehr schmerzlich sein muss, gesteht der Sprecher den Kindern zu, sich nach einem anderen Ziel gesehnt zu haben. Einem Ziel, zu dem ihnen die Eltern nachfolgen werden: »Wir holen sie ein auf jenen Höhn / Im Sonnenschein, der Tag ist schön.« Nicht die Kinder werden also zu den Eltern kommen, wie ursprünglich angenommen, sondern die Eltern werden den Kindern auf ihrem Weg in den Tod nachgehen. Der Tod wird hier nicht als Nacht oder schreckliches und trauriges Ende vorgestellt, sondern mit dem freundlichen Bild eines Berges im Sonnenschein.

Der letzte Halbsatz: »der Tag ist schön«, geht weit über eine bloße Akzeptanz des Todes hinaus. Dieser Vater hat den Tod seiner Kinder nicht nur angenommen, er hat an diesem Sterben nichts mehr auszusetzen. Er weiß, dass die Kinder gut aufgehoben sind, er hadert nicht mehr mit seinem Schicksal. Die Tage sind »schön«, auch der Ausblick auf ein Einholen der Verstorbenen im eigenen Tod. So schlägt dieses Gedicht einen Bogen vom ersten Vermissen der Kinder, das noch Hoffnung auf ihre Rückkehr enthält, bis hin zu einem neuen Glück, das von der Gewissheit lebt, dass es den Verstorbenen gut geht.

Nach meiner Erfahrung gelingt es nur ganz wenigen verwaisten Eltern, ihr Schicksal auf eine solche Weise anzunehmen. Zu schwer ist es, den Verlust von Kindern zu ertragen. Umso höher aber ist die Entwicklung einzuschätzen, die Friedrich Rückert durchlaufen hat. Sicher hat ihm dabei die Poesie, aber auch sein Glaube geholfen. Und es ist ihm gelungen, diese eigene Entwicklung in drei Vierzeilern, in einem Spiel mit wenigen Worten, genial auszudrücken.

Nora Bossong

Schlaflied

Wir hören das Pochen der Heizung
der Sarg steht vorne im Saal wir
knien uns nieder aber können
die Blumen nicht riechen die Kränze
die Bänder die Mutter singt leise
ein Schlaflied und schaukelt
vor schaukelt die Mutter
zum Vater zu den Bändern
zur Ruhe in Frieden sie singt
ein Schlaflied Kindlein Schlaf
die Nacht nur gelegen und Morgen
früh wenn Gott will die Stimme
der Mutter da war der Vater nicht tot
er deckte mich zu vor dem Schlafen
die Mutter singt was sie jetzt singt
mit Rosen bedeckt die Narzissen
zu gelb für den Winter
wir hören das Pochen der Heizung

Nora Bossongs »Schlaflied« besteht aus nur einer Strophe. Satzfetzen ist an Satzfetzen gereiht, ohne Punkt und Komma. Wie Gedankensplitter, die sich im Kopf jagen, folgen die Bilder aufeinander. Erste und letzte Zeile lauten gleich und rahmen das im Mittelteil geschilderte Geschehen: »Wir hören das Pochen der Heizung«. Um etwas scheinbar Banales handelt es sich hier: Eine Heizung pocht. Ein unerhebliches Detail bekommt eine besondere Bedeutung. Doch wie oft erinnern wir uns nach Jahren noch gerade an solche unwichtigen Geräusche, Gerüche oder Bilder, die einschneidende Situationen unseres Lebens begleiteten? Unsere Aufmerksamkeit ist in derartigen Momenten verdoppelt, triviale Details werden von uns automatisch deutlicher wahrgenommen.

Das zentrale Ereignis wird hier erst in der zweiten Zeile vorgestellt: »der Sarg steht vorne im Saal«. Also handelt es sich um eine Beerdigung. Man ist in der Kirche oder Leichenhalle, um Abschied von dem Toten zu nehmen: »wir / knien uns nieder aber können / die Blumen nicht riechen die Kränze / die Bänder«. Das lyrische Ich befindet sich in einer Gruppe von Menschen, wahrscheinlich der Familie, und kniet vor dem Sarg, um zu beten und sich vom Toten zu verabschieden. Aber die Sinne versagen ihren Dienst. Obwohl Blumen da sind, wird ihr Duft nicht gerochen, die Kränze, die Bänder, alles erscheint unwirklich wie in einem Traum.

Wenn ein geliebter Mensch gestorben ist, kann es passieren, dass uns die Sinne vor Schmerz den Dienst versagen. Einerseits hören wir überdeutlich das Pochen einer Heizung, vielleicht wie das Pochen eines Herzens als einziges Lebenszeichen, andererseits können wir die Blumen, Kränze und Bänder aber nicht wirklich wahrnehmen.

Im Gedicht folgt nun eine eindringliche Geste: »die Mutter singt leise / ein Schlaflied und schaukelt«. Singt die trauernde Mutter tatsächlich hier am Sarg ein Wiegenlied? Das Schlaflied versinnbildlicht Besänftigung und Geborgenheit. Die Mutter hält sich im Schmerz an den beruhigenden Worten und vertrauten Klängen fest. Wenn man daran denkt, wie viele Schlaflieder es in allen Kulturen, in allen Sprachen gibt, dann kann man ermessen, wie wichtig den Menschen dieses Ritual ist. Die Singende bewegt sich rhythmisch zum Lied: »vor schaukelt die Mutter / zum Vater zu den Bändern / zur Ruhe in Frieden«. Das Bild vom Tod als »ewigem Schlaf« spielt hier mit herein, die Mutter scheint den endgültigen Tod des Vaters und den Schmerz darüber durch die tranceähnliche Bewegung und das Wiegenlied zurückdrängen zu wollen.

Dieses eigenwillige Bild ist für das lyrische Ich Anstoß, an die Kindheit zurückzudenken. Der Trost, den das Schlaflied dem Kind damals bot, steht in scharfem Kontrast zu der gegenwärtigen Szene, in der der Tod des Vaters die Anwesenden betäubt. Mental bewegt sich die Sprecherin mit der Stimme der Mutter immer weiter aus dem Saal mit dem Sarg hinweg: »sie singt / ein Schlaflied Kindlein Schlaf / die Nacht nur gelegen und Morgen / früh wenn Gott will die Stimme / der Mutter«. Diese aneinander gereihten Bruchstücke aus Schlafliedern klingen hier wie eine Beschwörungsformel, fast so, als wollte die Mutter mit der gleichen Inbrunst, mit der sie früher ihr Kind in den Schlaf wiegte, jetzt ihren Mann ins Leben zurückrufen. Immer intensiver werden beim lyrischen Ich die Erinnerungen an die Kindheit, in der beide Eltern Wärme und Schutz boten: »da war der Vater nicht tot / er deckte mich zu vor dem Schlafen / die Mutter singt was sie jetzt singt / mit Rosen bedeckt«. Der Vater war ein wesentlicher Teil der familiären Geborgenheit, die durch seinen Tod aus dem Gleichgewicht geraten ist.

Schließlich kehrt das Bewusstsein der Sprecherin jedoch zurück an den Ort der Jetztzeit, in die Aussegnungshalle. Die Liedzeile »mit Rosen bedeckt« ist hier verbunden mit dem Blick auf die Narzissen, die jetzt am Sarg des Vaters stehen, »zu gelb für den Winter«, wie die Sprecherin befindet. Damit wird der Kontrast deutlich zwischen der einstigen beschützten Situation, als der Vater noch lebte und als Blumen ein selbstverständlicher Bestandteil des Lebens waren, und dem kalten Aufbahrungssaal im Winter, in dem die Narzissen deplatziert wirken.

Dieses Gedicht schildert auf eindringliche Weise die Zwiespältigkeit der Gefühle, in der wir uns bei der Beerdigung eines geliebten Menschen befinden. Einerseits ist ganz normaler Alltag, als sei nichts Besonderes geschehen. Die Heizung pocht, die Blumen duften, die Sonne scheint. Andererseits stehen unsere Gefühle noch unter Schock, wir wissen zumindest mit dem Verstand, dass dieser Mensch für immer von uns gegangen ist, dass wir Abschied nehmen müssen. Aber daneben ist die Vergangenheit, die bis vor wenigen Tagen Gegenwart war, noch so lebendig, dass unser Bewusstsein sich weigert, die traurige Tatsache des Todes zu akzeptieren.

Dieses Gedicht spendet keinen falschen Trost. Es zeigt uns die Brutalität des Todes. Und doch hören wir beim Lesen ständig das von der Mutter gesungene Schlaflied, das letztlich auch dem toten Vater gilt. Der Titel des Gedichts legt nahe: Dies ist jetzt ein Schlaflied, das Frau und Tochter dem Toten singen, damit er in Frieden ruhen kann.

Lutz Rathenow

Am Grab

Der Enkel, sehr klein
und gar nicht richtig traurig,
er harkt die Erde über Opa.
Langsam, nicht zu sanft,
vor allem gleichmäßig, so
hat es Großvater immer gern,
wenn er seinen Rücken kratzt.
Und manchmal, mit dem kleinen Finger,
kitzelt Enkel seinen Opa. So wie immer.

Lutz Rathenow wurde in den siebziger und achtziger Jahren durch die Veröffentlichung regimekritischer Texte in der DDR bekannt. Das hier vorgestellte Gedicht widmet sich einer ganz anderen Thematik: der Frage, wie ein Kind den Tod des geliebten Großvaters verkraftet.

Rathenow stellt dieses Enkelkind vor als »sehr klein und gar nicht richtig traurig«. Diese Formulierung macht stutzig. Gerade von einem sehr kleinen Kind würden wir eine große Trauer erwarten. Warum ist es »gar nicht richtig traurig«? Diese bereits zu Gedichtbeginn gestellte Frage suchen wir Leser im Verlauf des Textes zu klären.

Der Enkel »harkt die Erde über Opa«. Diese Formulierung ist kindlich. Ein Erwachsener würde von der Erde am Grab sprechen, höchstens von der Erde über dem Toten. Typisch für ein Kind ist es, sich einerseits den Opa in der Erde plastisch vorzustellen, vor allem aber, sich »Opa« als eine unveränderliche Größe zu denken. Das Kind nimmt an, der Großvater sei wie immer, nur liege jetzt Erde über ihm. Es realisiert den Schrecken des Todes, die Verwesung, nicht, für ihn hat Opa nur den Platz gewechselt, ist aber genauso wie früher. In der Vorstellung des Enkels nimmt der im Grab liegende Opa das Harken der Erde genauso wahr, wie er früher das Kratzen seines Rückens genossen hat. Es fällt auf, dass im zweiten Satz die Gegenwart, nicht die Vergangenheit benutzt wird: »so / hat es Großvater immer gern«. Die zärtliche Geste des Kindes wird als unvergängliches Ritual zelebriert, mit dessen Hilfe es die Zeit und den Tod überwindet. Durch die Überlagerung von Erinnerungsbildern bleibt die enge Beziehung zum Opa über dessen endgültigen Abschied hinaus lebendig.

In den letzten zwei Zeilen wird die durch den Tod entstandene Distanz zwischen Großvater und Enkel völlig aufgehoben. »Und manchmal, mit dem kleinen Finger, / kitzelt Enkel seinen Opa. So wie immer.« Das neckische Kitzeln ist eine höchst lebendige und lebensfrohe Szene, aus der man förmlich das gutmütigen Lachen des Großvaters heraushört. Hier hat sich das Gedicht völlig vom Schreckensbild des Grabes entfernt: Für den kleinen Enkel und seine Beziehung zum Opa hat sich eigentlich nichts verändert.

Dieses Gedicht zeigt uns den Tod eines geliebten Menschen aus der Perspektive eines Kindes. Obgleich uns die kindliche Denkart anrührt, denken wir natürlich auch wie Erwachsene und wissen, dass Opa weder das Harken noch das Kitzeln des Enkels spüren kann. Aber die Tatsache, dass das Enkelkind ohne jede Scheu mit dem Toten genauso umgeht wie mit dem Lebenden vorher, gibt dieser Situation etwas Versöhnliches. Der Tod verliert seine Schwere. Er wird heiter, wir schmunzeln und sind sicher, dass »Opa« seinem Enkel noch lange erhalten bleiben wird.

IV.

TROST UND HOFFNUNG

Und was die innere Stimme spricht,
Das täuscht die hoffende Seele nicht.

Friedrich Schiller

Clara Müller-Jahnke

Zuversicht

Ich will nicht an den Winter glauben,
der drohend vor den Toren steht;
das Glück soll mir kein Schneesturm rauben,
und ob er Haus und Hof verweht.

Denn über Ströme, über Bäche
schlägt Hoffnung noch den sichern Steg, –
und durch die schneebegrabne Fläche
bahnt sich die Liebe ihren Weg.

Clara Müller-Jahnke lebte Ende des 19. Jahrhunderts und erhielt ihre Bildung von ihrem Vater, der Pfarrer in Hinterpommern war, sowie nach dessen Tod durch Selbststudium. Früh begann sie zu schreiben, schrieb später vor allem für Zeitungen und blieb bis zu ihrem vierzigsten Geburtstag unverheiratet in ihrer Heimat, um ihre Mutter zu pflegen. Nach deren Tod reiste sie nach Italien, heiratete den Orientmaler Oskar Jahnke und starb drei Jahre später in Berlin. Eine Frau also, die als Mann in der damaligen Zeit sicher viel weiter gekommen wäre.

Was gibt dem lyrischen Ich im vorgestellten Gedicht die »Zuversicht« des Titels? Zunächst beschreibt Clara Müller-Jahnke in der ersten Strophe den hereinbrechenden Winter. Immer schon haben Menschen in der Natur ein Spiegelbild ihrer Gefühle gesehen. Vor allem die Jahreszeiten wurden häufig als Sinnbild für wichtige Lebensereignisse und psychische Stimmungen gesetzt – so auch hier. Der Winter steht drohend vor den Toren, die Sprecherin denkt an einen Schneesturm, der »Haus und Hof verweht«. In diese Beschreibung ist der Vorsatz eingefügt, dass sie »nicht an den Winter glauben« will, dass kein Schneesturm ihr »das Glück ... rauben« soll. In der ersten Strophe wird also gleich ein Konflikt aufgerollt zwischen einer drohenden Gefahr, die hier in Bilder des Winters gekleidet wird, und dem festen Willen, sich davon nicht unterkriegen zu lassen.

In der zweiten Strophe folgt die Begründung für die propagierte Zuversicht. Wieder setzt die Autorin Naturbilder ein, um ihre Aussage zu veranschaulichen. Die Stege, die über Ströme und Bäche führen, sind Brücken über schwer gangbare Stellen und symbolisieren die Hoffnung. Und sollten selbst alle Wege im winterlichen Wetter verschwinden, so »bahnt sich die Liebe ihren Weg« immer noch durch die »schneebegrabne Fläche«.

Man hört aus den Versen die Stimme einer einsamen Frau, deren Leben von Depression bedroht ist, einer Frau, die nach Halt sucht. Wir können uns wohl kaum vorstellen, wie einsam eine unverheiratete, gebildete Frau in Hinterpommern gewesen sein muss, die als Redakteurin bei einer Zeitung arbeitete und ansonsten ihre kranke Mutter pflegte. Am gesellschaftlichen Leben hat sie wohl kaum teilgenommen und die Auswahl an gebildeten Gesprächspartnerinnen wird äußerst gering gewesen sein. So wird sie inneren Halt in der Natur gesucht – und auch gefunden haben. Das Gedicht »Zuversicht« zeugt von einer großen Kraft, aber auch Anstrengung. Leicht ist es nicht, gegen einen Schneesturm anzukämpfen oder Brücken über Bäche zu schlagen. Ich denke, Clara Müller-Jahnke könnte ein großes Vorbild für Frauen sein. Wie viele gibt es auch heute, die gezwungen sind, einsam zu leben. Wie viele Frauen bleiben allein zurück, wenn ihre Kinder aus dem Haus gegangen, ihre Männer eine Jüngere gefunden haben! Oft haben sie keine Chance, im Berufsleben Fuß zu fassen, die früheren gesellschaftlichen Kontakte brechen ab, die Wahrscheinlichkeit, einen neuen Partner zu finden, ist gering. Für solche Menschen könnte das Gedicht von Müller-Jahnke ein Trost sein.

Paul Fleming

An Sich

SEY dennoch unverzagt. Gieb dennoch unverlohren.
Weich keinem Glücke nicht. Steh' höher als der Neid.
Vergnüge dich an dir / und acht es für kein Leid /
hat sich gleich wieder dich Glück' / Ort / und Zeit verschworen.
Was dich betrübt und labt / halt alles für erkohren.
Nim dein Verhängnüß an. Laß' alles unbereut.
Thu / was gethan muß seyn / und eh man dirs gebeut.
Was du noch hoffen kanst / das wird noch stets gebohren.
　Was klagt / was lobt man doch? Sein Unglück und sein Glücke
ist ihm ein ieder selbst. Schau alle Sachen an.
Diß alles ist in dir / laß deinen eiteln Wahn /
　und eh du förder gehst / so geh' in dich zu rücke.
Wer sein selbst Meister ist / und sich beherrschen kan /
dem ist die weite Welt und alles unterthan.

Paul Fleming lebte in der ersten Hälfte des 17. Jahrhunderts und wurde nur dreißig Jahre alt. Er stammte aus einer protestantischen Pfarrersfamilie und studierte in Leipzig und Leiden (Holland) Philosophie und Medizin. Eine prägende Erfahrung seines Lebens war die Tatsache, dass die von ihm sehr geliebte Revalerin Elsabe Niehusen ihm während seiner langen Reise nach Russland und Persien ›untreu‹ wurde. Er starb plötzlich und unerwartet in Hamburg auf dem Weg nach Reval.

Beim Lesen dieses Gedichts bleibt man zunächst am Titel hängen. »An Sich« – was ist damit gemeint? Zwei Deutungen bieten sich an: Einmal kann man die Wendung als verkürzte Form von »an sich selbst gerichtet« lesen oder man kann vermuten, dass es hier um den Kern der Dinge, um die Sache »an sich« geht. Wenn man den Titel im Kontext des Gedichts sieht, sind wohl beide Interpretationen möglich. Die Verse stellen nämlich einen Extrakt aus den Erfahrungen dar, die ein junger Mensch in seinem bisherigen Leben gemacht hat. Er formuliert hier das, was er nicht mehr vergessen will, und die Art und Weise, wie er künftig mit Ereignissen umgehen möchte. Wie einen Aufruf richtet der Sprecher dieses Gedicht an sich selbst.

Die ersten beiden Sätze bilden einen starken Einstieg: »SEY dennoch unverzagt. Gieb dennoch unverlohren«. Wir wissen zwar nicht, was dem Autor zugestoßen ist, aber entscheidend erscheint hier die Aufforderung, nicht aufzugeben, das Ziel weiterhin für erreichbar zu halten, den Stürmen des Lebens zu trotzen.

Ich halte dieses Motto für sehr hilfreich. Wenn ich an Menschen denke, die ich für glücklich halte, dann sind das nicht immer jene, deren Leben frei von Schwierigkeiten war. Oft sind es eben die, die nach Schicksalsschlägen die Kraft fanden, wieder aufzustehen und von vorn anzufangen. Unglückliche Menschen sind nicht immer mit besonders viel Unglück konfrontiert gewesen. Aber sie haben oft nicht die Energie gehabt, einen neuen Anfang zu wagen.

Der nächste Satz im Gedicht stimmt nachdenklich. »Weich keinem Glücke nicht.« Was soll das bedeuten? Wer würde denn dem Glück ausweichen wollen? Wahrscheinlich ist Glück hier eher im Sinne von »Fortuna«, also Schicksal, gemeint.

Ich glaube, den meisten von uns fällt es schwer, das Schicksal, das auf uns zukommt, so anzunehmen, wie es kommt. Ein Beispiel ist die Suche nach dem richtigen Lebenspartner. Viele junge Menschen von heute glauben sehr genau zu wissen, wie er oder sie sein sollte. Oft höre ich von unglücklichen Singles eine ganze Liste von Eigenschaften, die der zukünftige Partner bzw. die zukünftige Partnerin haben müsste: Haar- und Augenfarbe, Figur, Schulbildung, Beruf, Hobbies, bevorzugte Urlaubsregionen, Wohnort, gewünschte Kinderzahl und vieles mehr. Dabei wird oft das Wichtigste vergessen: die Liebe. Dass man einen Menschen, der vielleicht überhaupt nicht in das gewünschte Schema passt, lieben könnte um seiner selbst willen, das kommt vielen, so ist meine Beobachtung, gar nicht in den Sinn.

Mit dem nächsten Halbvers: »Vergnüge dich an dir«, gibt Fleming eine Leitlinie des Verhaltens in schweren Zeiten. Er fordert sich und damit auch uns, seine Leser, auf, mit sich selbst froh zu sein. Das ist etwas, was uns fast vierhundert Jahre später vielleicht sogar schwerer fällt als den Menschen von damals. Es gibt heute so viele Möglichkeiten, sich abzulenken und mit sich selbst nicht allein sein zu müssen, dass wir völlig verlernt haben, uns mit uns zu befassen. Die meisten Menschen machen, wenn sie in ihrer Wohnung allein sind, als erstes Radio, Fernseher oder CD-Player an. Sie können die ohne diese Begleitgeräusche entstehende Stille nicht ertragen. In ihrer Freizeit sind sie immer unterwegs zu einem Ziel, sei das nun eine Sportstätte, ein kulturelles Ereignis oder eine besonders schöne Landschaft. Einfach nur loszugehen und die entstehenden Eindrücke zu genießen, das haben wir schon verlernt. Und wie viele sehe ich, die aus dem lang ersehnten, noch dazu teuren Urlaub krank und entnervt zurückkommen: Sie wurden von morgens bis abends von einem Animationsprogramm in Beschlag genommen, haben alle Sehenswürdigkeiten abgeklappert, sind nahtlos braun geworden am Strand, doch fühlen sich innerlich leer, wenn sie wieder zu Hause sind. Der Erholungswert ist gleich null.

Die nächsten Zeilen fordern uns auf, erfahrenes Leid genauso anzunehmen wie erlebtes Glück. Was so einfach klingt, gehört wohl zum Schwersten im Leben überhaupt. Nicht mit seinem Schicksal zu hadern, ja zu sagen auch zum Unglück, das gelingt nur wenigen. Und doch glaube ich, ist das der einzige Weg zu einem erfüllten Leben. Warum? Grübeln über erlittenes Unrecht raubt Energie. Die Frau, die zwanzig Jahre darüber nachdenkt, warum ihr Mann sie betrogen hat, was sie wohl falsch gemacht hat, wie diese fremde Frau ihr das habe antun können, sie kommt für ihr Leben keinen Schritt weiter. Würde sie aufstehen und einen neuen, wenn auch schweren Anfang wagen, dann könnte sich vielleicht eines Tages ein Sinn in diesem Leid zeigen. Vielleicht wüsste sie dann, dass sie nie zu neuen, beglückenden Aufgaben gefunden hätte, wenn die Ehe weiter Bestand gehabt hätte.

Auch der nächste Satz klingt noch heute bedeutsam: »Thu / was gethan muß seyn / und eh man dirs gebeut«. Unternehmensberater warnen davor, bestimmte Arbeiten einfach von Mitarbeitern einzufordern. Sie empfehlen, Menschen stattdessen Aufgaben zu übertragen, die sie selbständig bewältigen sollen. Wir wissen alle, wie viel lieber wir unsere erste eigene Wohnung geputzt haben als das Zimmer im Elternhaus, dessen Reinigung die Mutter regelmäßig verlangte. Auch mit Lebensaufgaben verhält es sich so, dass wir sie viel besser erledigen können, wenn wir sie zu unserer eigenen Sache machen, anstatt zu warten, bis wir dazu aufgefordert werden.

»Was du noch hoffen kanst / das wird noch stets gebohren.« Dieser Satz ist sicher typisch für einen sehr jungen Dichter, dessen Leben noch vor ihm liegt. Er glaubt daran, dass er alles, was er wünscht, eines Tages auch erhalten wird. Einem älteren Menschen wird ein solcher Satz nicht mehr so leicht über die Lippen gehen. Zu viele Dinge sind ab einem gewissen Alter unwiederbringlich vorbei: die Jugend, die erste Liebe, vollkommene Gesundheit, ein bestimmtes Berufsziel und vieles andere. Trotzdem hat Fleming Recht, wenn er in den nächsten Zeilen sagt: »Was klagt / was lobt man doch? Sein Unglück und sein Glücke / ist ihm ein ieder selbst.« Wir selbst sind es, die die Ereignisse unseres Lebens als Glück oder Unglück definieren. Die Dinge an sich sind weder gut noch böse. Ist es Unglück, dass ich diesen Arbeitsplatz verliere? Ist es Glück, dass ich für diesen Mann meine Familie aufgebe? Ist es Unglück, dass ich durch diese Krankheit meine bisherigen

Freunde verliere? Diese Fragen sind nur nach längerer Zeit zu beantworten und oft im Leben fällt die Antwort anders aus als zuerst angenommen.

Der nächste Satz hat auch heute nichts an Aktualität verloren: »laß deinen eiteln Wahn / und eh du förder gehst / so geh' in dich zu rücke.« Das Glück finden wir nur in uns selbst, nirgendwo außerhalb. Wenn ich mit mir selbst nicht zufrieden bin, wird mich auch eine Reise auf die Malediven nicht glücklich machen. Und eine unglückliche Ehe wird durch einen noch so schön geplanten Aufenthalt im Wellness-Paradies nicht gerettet.

»Wer sein selbst Meister ist / und sich beherrschen kan / dem ist die weite Welt und alles unterthan.« Dieser letzte Vers des Gedichts klingt für manche vielleicht altmodisch. Selbstdisziplin ist nicht besonders populär in einer Zeit, in der Vergnügen und »Fun« als höchste Werte gelten. Gerade deswegen, so denke ich, ist sie wichtiger denn je. Ohne Disziplin im Umgang mit sich selbst kann man nichts erreichen, auch kein Glück.

Das Gedicht von Paul Fleming ist der sehr ernsthafte Versuch eines jungen Menschen, aus seinen bisherigen Erfahrungen Lebensregeln zu formulieren. Wir dürfen annehmen, dass er sie so besonders betont, weil es ihm nicht immer gelungen ist, sie einzuhalten. Er nimmt sich vor, sie nicht zu vergessen. Aber bekanntlich ist der Weg zur Hölle mit guten Vorsätzen gepflastert. Leider war es Fleming nicht vergönnt, die Umsetzung dieser Grundsätze noch zu erleben. Wir können jedoch vermuten, dass er zwanzig oder dreißig Jahre später milder in seinem Anspruch geworden wäre, mehr darauf vertraut hätte, dass viele Dinge im Leben ohne Anstrengung auf uns zukommen. Als Jugendgedicht strahlt der Text aber eine wunderbare Leidenschaft und Ernsthaftigkeit im Umgang mit sich selbst aus.

Wilhelm Busch

Tröstlich

Nachbar Nickel ist verdrießlich,
Und er darf sich wohl beklagen,
Weil ihm seine Pläne schließlich
Alle gänzlich fehlgeschlagen.

Unsre Ziege starb heut morgen.
Geh und sag's ihm, lieber Knabe!
Daß er nach so vielen Sorgen
Auch mal eine Freude habe.

Wilhelm Busch gilt als Autor zahlreicher heiterer Gedichte und Geschichten, die vor allem für Kinder geeignet scheinen. Das hier vorgestellte Gedicht zeigt uns, dass Buschs Witz oftmals auch vornehmlich an Erwachsene adressiert ist.

Das Gedicht stellt uns in der ersten Strophe einen unglücklichen Menschen vor: Dem Nachbarn Nickel ist offenbar alles fehlgeschlagen, was er im Leben geplant hatte. Wenn man diese Zeilen liest, bekommt man Mitleid. Als Leser überlegt man sich vielleicht, wie diese Person getröstet werden könnte. Vielleicht fallen uns einige der folgenden Antworten ein: gute Freunde, die Familie, ein Spaziergang in der Natur, Musik, ein gutes Buch ... Busch aber geht einen ganz anderen Weg.
»Unsre Ziege starb heut morgen«, beginnt die zweite Strophe. Wo es nun schon dem Nachbarn so schlecht geht, geht es dem Sprecher und seiner Familie ebenfalls schlecht. Der Verlust einer Ziege bedeutet in armen Häusern den Verlust einer ganz konkreten Ernährungsquelle und Geldanlage. Was nun hat aber das Pech der beiden Nachbarparteien miteinander zu tun? In der nächsten Zeile wird der Sohn des Hauses geschickt, um dem Nachbarn vom eigenen Unglück zu berich-

ten. Was soll das bedeuten? Soll dadurch das Unglück des Nachbarn noch vergrößert werden? Nein, denn die letzten zwei Zeilen lauten: »Daß er nach so vielen Sorgen / Auch mal eine Freude habe.« Das eigene Unglück soll dem traurigen Nachbarn zum Trost, ja zur »Freude« dienen. Mit dieser ironischen Kapriole deckt Wilhelm Busch ein Gefühl auf, das gemeinhin in unserer Gesellschaft tabuisiert wird: die Schadenfreude. Dass man im eigenen Unglück daran denkt, dem Nachbarn davon zu erzählen, damit wenigstens dieser eine (Schaden-)Freude habe, ist eine unwahrscheinliche und komische Wendung des Geschehens.

Nun wird der Leser von mir wissen wollen, ob ich diese Art Trost empfehle. Es gibt doch so viele moralisch einwandfreie Arten, sich trösten zu lassen, dass wir dazu die Schadenfreude nicht unbedingt brauchen? Diese Argumentation zeigt meiner Meinung nach nur, wie unehrlich wir zu uns selbst sind. Wilhelm Busch hingegen zieht auf humoristische Art und Weise den Schleier vor diesem tabuisierten Gefühl auf. Man geht zwar allgemein davon aus, dass es die Schadenfreude gibt, aber offen ansprechen oder gar zugeben will sie niemand. Dass es mitunter tröstlich sein könnte, sich am Leid anderer zu erfreuen, das steht in keinem Erbauungs- oder Lebenshilfebuch.

Gefühle kann man weder künstlich herstellen noch wegdiskutieren. Auch Schadenfreude ist ein Gefühl, das uns allen bekannt ist. Vielleicht wäre es manchmal besser, dieses vermeintlich so negative Gefühl zu akzeptieren und die verpönte Methode, uns mit dem Unglück anderer zu trösten, zuzulassen. Und vielleicht werden wir gerade dadurch, dass wir vom Ärger der anderen wissen und uns aufgrund unserer Schadenfreude überlegen fühlen, ein wenig freundlicher zu unserer Umgebung. Dann könnte Buschs ironischer Seitenhieb auf die nachbarliche Schadenfreude vielleicht auch positive Wirkung zeigen: Herr Nickel würde vielleicht kurzzeitig aufhören, »verdrießlich« dazusitzen und den Mitmenschen auf die Nerven zu gehen.

Hermann Hesse

Erwachen aus der Verzweiflung

Aus Leides Trunkenheit
Emporgetaumelt seh ich
Durch Tränen zitternd die erneute Welt.
Schon duftet Sommer an den Wäldern hin –
O Abende voll grünem Schmelz, Sternhimmel du,
Wie sehnlich überfüllt ihr mir das Herz!

Freunde, lebt ihr noch? Wein, glühst du noch?
Bist du noch mein, verzauberte Welt,
Die ich durch Tränen nur und von ferne
Wandeln sehe, wo lang ich nur Leere sah?
Hebt noch einmal der alte Reigen an,
Zieht den Gestorbnen noch einmal der süße
Sommerzauber zurück?
Noch mißtraut dem Wunder die Seele,
Noch ist der Sommer und Wald nicht wieder mein.
Aber heiliger glühn und klarer die Sterne,
Schweigend horch ich hinan, ihr Weltgeläut
Tönt mir ehern das Lied meines Schicksals,
Und mein Herz tönt zagenden Widerhall.

Was macht das Glück im Leben aus? Der Sechser im Lotto, die Traumfrau, der Urlaub auf den Malediven, die gelungene Karriere, die Villa mit Pool, die erfolgreichen Kinder, das Sportcabrio, die Gesundheit? Alles das, wonach wir täglich streben, für das wir uns abrackern, so ahnen wir, beinhaltet vielleicht gar nicht das ersehnte Glück. Allzu oft stellen sich diese Ziele, sind sie erst einmal errungen und gehören zu unserem Alltag, als schnöde und gewöhnlich heraus.

Hermann Hesse beschreibt in seinem Gedicht die Gefühlslage

eines Menschen, der »aus der Verzweiflung« erwacht. Wie geht es jemandem, dessen Kartenhaus vollständig zusammengebrochen ist, dessen Ehe vielleicht zerrüttet, dessen Vermögen nichts mehr wert ist, der den Tod vor Augen oder eine Lebensphase tiefer Verzweiflung hinter sich hat?

Der Ich-Sprecher ist »aus Leides Trunkenheit / Emporgetaumelt«. Hesse stellt das Leid hier als einen Rauschzustand dar. Er benützt nicht unsere modernen, nüchternen, scheinbar alles erklärenden Definitionen wie Depression, Belastungsreaktion oder Trauerreaktion. Wie in einer fröhlichen, angetrunkenen Gesellschaft alle Personen das Leben nur noch als heiter empfinden, die täglichen Schwierigkeiten ausblenden, die Schwächen des Nachbarn nicht mehr wahrnehmen, so stellt man sich umgekehrt den Sprecher des Gedichts als eine Person vor, die nur noch Leid um sich erblickt, wohin sie auch sieht. Man denkt auch an typische Figuren wie den biblischen Hiob, der alles verlor: seine Frau, seine Kinder, seinen großen Besitz, seine Gesundheit und zuletzt seinen Glauben an Gott. Der beschriebene verzweifelte Mensch »taumelt« jedoch aus seinem Rauschzustand empor und sieht »Durch Tränen zitternd die erneute Welt«. Das Auftauchen aus einer vom Schmerz getrübten Stimmung erneuert nicht nur das eigene Ich, sondern auch den Blick auf die Welt. Die Sinne, die vorher vom Leid besetzt waren, öffnen sich plötzlich wieder für Wahrnehmungen aus der Umgebung, die mit erhöhter Intensität erlebt werden. So riecht der Sprecher hier den Sommer, betrachtet die Wälder und den Sternenhimmel. Diese Konzentration von Eindrücken »überfüllt« sein Herz mit Sehnsucht. Sie reicht aus, um ihn mit aller Macht ins Leben zurückzurufen.

In der zweiten Strophe tastet der Sprecher sein früheres Leben ab und fragt, ob noch alles da ist, was zum vergangenen Glück gehörte: die Freunde, der Wein, die verzauberte Welt. »Hebt noch einmal der alte Reigen an, / Zieht den Gestorbnen noch einmal der süße / Sommerzauber zurück?«, so fragt er ungläubig. Es ist die Schönheit der Natur, die die Erinnerung an Momente des Glücks, an die kleinen Freuden des Augenblicks weckt und so den Gefühlstauben wieder belebt.

Kennen wir solche Situationen nicht alle? Wir sind vielleicht unzufrieden mit unserem Leben, ärgern uns über viele lästige Dinge und plötzlich reißen die Wolken auf, ein Sonnenstrahl scheint in unser Büro oder Auto. Auf einmal fangen wir zu singen an und freuen uns, dass wir lebendig sind und diesen Augenblick genießen dürfen. Selbst bei Patienten in den schwierigsten und schmerzvollsten Situationen erlebe ich immer wieder, wie Augenblicke des Glücks erfahren werden. Schwer kranke, scheinbar sinnlos leidende Menschen bekommen plötzlich glänzende Augen, wenn sie im Pflegeheim besucht werden und von alten Zeiten erzählen können, wenn jemand ihre Hand drückt, wenn die Sonne ins Zimmer scheint oder der CD-Player eine bekannte Melodie spielt. Es ist oft nur wenig, was wir brauchen, um wirklich glücklich zu sein.

Der Ich-Sprecher erlebt in diesem Gedicht einen Glücksmoment, dessen Beständigkeit er aber noch anzweifelt. »Noch mißtraut dem Wunder die Seele«: Ob dieses Leben wirklich wieder für ihn bestimmt ist? Doch die Umgebung ruft die alte Resonanz in ihm hervor, er ist nicht mehr abgekapselt im Rausch seines Leids, sondern nimmt die Landschaft und sich selbst neu wahr. Er hört das »Lied meines Schicksals« und scheint zu akzeptieren, dass sein Schicksal beides umfasst: den wiedergefundenen Rausch der Freude und den vergangenen Rausch des Leids. Nur beides zusammen macht sein Leben aus.

Natürlich möchten wir das Leben am liebsten nur von seiner Schokoladenseite kennen lernen. Die Werbung gaukelt uns täglich vor, dass dies möglich sei. Wir müssten es nur geschickt anstellen, dieses und jenes kaufen oder tun, dann würden wir so strahlend lachen wie die Mädchen im Versandhauskatalog. Wir sind geneigt, solchen Versprechen zu glauben. Wenn etwas nicht so läuft, wie wir uns das vorstellen, haben wir eben etwas falsch gemacht, so denken wir. Aber ist es nicht in Wirklichkeit so, dass das Glück allzu oft mit Tränen erkauft wird? Dass wir den Wert des Glücks erst schätzen lernen, ja vielleicht überhaupt erst wahrnehmen, wenn wir vorher auch Leid erfahren haben? Gehört nicht beides zusammen? Was also ist das Geheimnis des Glücks? Sind diejenigen glücklich, die vom Leben mit gutem Aussehen, einer Erbschaft oder Erfolg verwöhnt werden? Müssten dann nicht alle unglücklich sein, die mit körperlichen Mängeln behaftet sind, malochen müssen für ihr Auskommen, am Arbeitsplatz kleine Lichter sind? Doch wir alle kennen genug Fälle, die uns zeigen, dass es genau umgekehrt ist. Ich glaube, das Geheimnis des Glücks ist es, sein Schicksal anzunehmen wie es ist, nicht zu hadern und zu grübeln, warum es so und nicht anders gekommen ist. Wenn es uns gelingt, diesen Schritt zu gehen, dann haben wir offene Augen und Ohren für die vielen kleinen Freuden des Alltags, die für uns bestimmt sind und die uns reich machen.

Wenn mir manchmal sehr alte Menschen von ihrem Leben erzählen, dann fällt mir auf, dass sie meist nur über einzelne Erlebnisse sprechen. Sie schwärmen von einer Liebe, die nur eine Nacht dauerte, von einem freundlichen Menschen während ihrer Kriegsgefangenschaft, von der glücklichen Zeit, als ihre Kinder klein waren, von der Freude, die ein Stück Brot während der Zeit des Hungers bedeutete. Hesses Gedicht kann eine Mahnung für uns sein, diese täglichen Glücksmomente wahrzunehmen und zu genießen und nicht über unserem Alltag zu vergessen.

Friedrich Schiller

Hoffnung

Es reden und träumen die Menschen viel
Von bessern künftigen Tagen,
Nach einem glücklichen goldenen Ziel
Sieht man sie rennen und jagen,
Die Welt wird alt und wird wieder jung,
Doch der Mensch hofft immer Verbesserung!

Die Hoffnung führt ihn ins Leben ein,
Sie umflattert den fröhlichen Knaben,
Den Jüngling locket ihr Zauberschein,
Sie wird mit dem Greis nicht begraben,
Denn beschließt er im Grabe den müden Lauf,
Noch am Grabe pflanzt er – die Hoffnung auf.

Es ist kein leerer schmeichelnder Wahn,
Erzeugt im Gehirne des Toren.
Im Herzen kündet es laut sich an:
Zu was Besserm sind wir geboren!
Und was die innere Stimme spricht,
Das täuscht die hoffende Seele nicht.

Dieses Gedicht von Friedrich Schiller ist ein Loblied auf die Hoffnung. Perfekt in Form und Rhythmus erzählt es davon, dass die Hoffnung die größte Tugend und Eigenschaft des Menschen sei.

In der ersten Strophe stellt Schiller fest, dass die Hoffnung all-gegenwärtig im Leben des Menschen ist. Wohin man schaut, überall sieht man die Menschen der Hoffnung hinterher lau-fen. »Doch der Mensch hofft immer Verbesserung!,« so lautet die Bestandsaufnahme.

Auch bei der Betrachtung eines einzelnen Lebenslaufs, wie in der zweiten Strophe, fällt die Hoffnung als allgegenwärtiger Begleiter auf. Kind und Jüngling werden von ihr angespornt und motiviert, aber auch der Greis »pflanzt« sie noch »am Grabe« auf. Die Hoffnung wird hier dargestellt als eine stetig sprudelnde Lebensquelle, die zu jeder Zeit, in jeder Situation Kraft und Mut gibt. Im Gegensatz zu dem an anderer Stelle besprochenen Gedicht von Clara Müller-Jahnke muss der Mensch bei Schiller nicht um die Hoffnung ringen, sondern diese ist eine seiner Grundeigenschaften.

In der dritten und letzten Strophe bewertet Schiller schließlich diese Eigenschaft. Er fragt sich, was den Menschen zur Hoffnung berechtigt. Ob er sie sich nicht vielleicht nur einredet, ob sie nicht Ausdruck eines blinden Irrglaubens sei. Die Antwort Schillers ist eindeutig: Da die Hoffnung aus dem Zentrum des Menschen, aus seinem Herzen stammt, kann sie einfach nicht falsch sein. »Und was die innere Stimme spricht, / Das täuscht die hoffende Seele nicht.« Das ehrliche, unverfälschte Gefühl ist der Beweis für seine Richtigkeit. Da die Hoffnung nicht von außen erzwungen wird, sondern von selbst im Innersten des Menschen entsteht, kann sie, so Schiller, nicht falsch sein.

Zu Lebzeiten Schillers begannen die Naturwissenschaften eine große Rolle zu spielen. Er selbst war Arzt. Doch eine rationale Beweisführung über die Berechtigung der Hoffnung scheint ihn nicht zu interessieren. Ihm genügt ein echtes Gefühl als Beleg für die Wahrheit. Und so ist es wohl auch mit den Gefühlen: Können wir Liebe beweisen? Oder Trauer? Oder eben Hoffnung? Wir können uns nur selbst die Frage beantworten, ob unsere Gefühle wahr sind. Schiller bezweifelt nicht die Reinheit des Gefühls Hoffnung, sondern ist überzeugt, dass eben diese die Berechtigung dieser Empfindung beweist.

Hat Schiller Recht? Fallen uns nicht unzählige Beispiele ein, wo Menschen vergeblich gehofft haben? Wie viele hoffen ehrlich, wieder gesund zu werden; wie viele haben gehofft, ihre

Angehörigen nach einem Krieg lebend wieder zu sehen; wie viele hofften, aus Auschwitz befreit zu werden und wie wenige dieser Hoffnungen gingen in Erfüllung! Hat Schiller keine ähnlichen Beispiele gekannt? War er naiv? Oder meint er vielleicht etwas anderes?

Die Formulierung Schillers lautet: »Und was die innere Stimme spricht, / Das täuscht die hoffende Seele nicht.« Was aber spricht die innere Stimme? Sagt sie: »Du wirst wieder in dein Elternhaus zurückkehren?« Oder sagt sie nicht vielleicht: »Du wirst deinen Frieden finden«? Ein Mensch mit Hoffnung hat Kraft zu leben, kann bis zum Todestag immer wieder neu anfangen, selbst dann, wenn alles gescheitert zu sein scheint. Deswegen, so glaube ich, gehen die Wünsche der Hoffenden in Erfüllung. Vielleicht nicht alle und nicht immer, aber ohne Hoffnung würde keiner sich erfüllen.

Schiller selbst litt in den letzten vierzehn Jahren seines Lebens an einer chronischen Lungenentzündung. Bei seiner Obduktion wurde festgestellt, dass außer Magen und Blase alle seine inneren Organe zerstört waren, Lunge, Leber, Milz, Nieren. Die obduzierenden Ärzte fragten sich, wie ein Mensch mit dieser schweren Erkrankung – heute würde man von Multi-Organversagen sprechen – so lange überleben konnte. Er selbst glaubte fest daran, dass es nur der Wille sei, der dem Körper befehle.

So ist dieses Gedicht von Friedrich Schiller ein wirkliches Hoffnungsgedicht. Es sagt uns auf wunderbare Weise, dass unsere Kraft aus uns selbst kommt und wir nur auf sie hören müssen, damit wir bis zum letzten Tag glücklich leben können.

Rose Ausländer

Aufatmen
wenn die Gefahr sich verbirgt
in einer Furche Hoffnung
und die Stirnwunde
vernarbt

Rose Ausländer wurde 1901 in Czernowitz geboren, einer Stadt, die in der Bukowina liegt, einem Landstrich östlich der Karpaten im äußersten Südwesten der heutigen Ukraine. Aus der wechselvollen Geschichte der Region resultiert ihre Vielsprachigkeit. Im 19. Jahrhundert war Deutsch die wichtigste Sprache, daneben wurde aber auch Polnisch, Hebräisch und Jiddisch gesprochen. Vor allem die Juden sprachen auch nach der Rumänisierung des Landes weiterhin Deutsch und die wenigen, die von ihnen übrig geblieben sind, tun es bis heute. Die vielsprachige Bukowina, die kaum größer als das Saarland ist, brachte eine ganze Reihe großer deutschsprachiger Schriftsteller hervor. Am berühmtesten wurden die Lyriker Paul Celan und Rose Ausländer.

Die Autorin des hier vorgestellten Gedichts verbrachte ihre Kindheit und Jugend in der Bukowina, studierte Literaturwissenschaft und Philosophie und überlebte – als Jüdin verfolgt – hier auch die Nazidiktatur. 1945 wanderte sie in die USA aus und kehrte 1964 nach Europa zurück. 1965 zog sie nach Düsseldorf. Die letzten zehn Jahre vor ihrem Tod (1988) war sie durch eine schwere Krankheit an ihr Bett gefesselt, an die »Matratzengruft«, wie sie es nach einer Formulierung Heinrich Heines nannte.

Das wechselvolle, von schweren Schicksalsschlägen gezeichnete Leben der Autorin führte zu einem bedeutenden Lyrikschaffen. Das Schreiben, so scheint es, ersetzte ihr in den langen Jahren ihrer Krankheit den fehlenden Kontakt zur Außenwelt. Es spiegelt die intensive Auseinandersetzung mit ihrer Krankheit und auch dem Tod wider.

Das vorgestellte Gedicht von Rose Ausländer besteht aus wenigen Worten, die dadurch ein umso größeres Gewicht erhalten. Das erste Wort, das durch seine Einzelstellung wie eine Überschrift wirkt, setzt zahlreiche Assoziationen frei: Mit »Aufatmen« verbindet man das Abfallen einer großen Last. Es markiert einen Wendepunkt und die Hoffnung auf eine Zeit ohne Beschwernisse. Aber »Aufatmen« ist hier nur das erste Wort eines Satzes, der in der nächsten Zeile fortgeführt wird: »wenn die Gefahr sich verbirgt«, heißt es dort. Also liegt die Gefahr nicht wirklich hinter der Sprecherin, sondern sie versteckt sich bloß. Man sieht sie nicht, aber sie ist noch da. Durch das Verborgensein könnte sie sogar an Macht gewinnen. Eine unterschwellige Bedrohung schwingt hier mit, weil man weiß, dass das »Aufatmen« zeitlich begrenzt bleiben muss, dass das Leiden nicht vorbei ist.

Die dritte Zeile des Kurzgedichts präzisiert den Ort, an dem sich die »Gefahr« verbergen könnte: »in einer Furche Hoffnung«. Die »Furche« erinnert uns vielleicht an eine Ackerfurche, an im Frühjahr frisch aufgeworfene Erde, aber auch an die Furchen auf der menschlichen Stirn, an die Freuden- und Sorgenfalten. Die Furche ist hier auch Ort der »Hoffnung«. Sie ist ein kleiner unscheinbarer Einschnitt, in dem sowohl Gefahr als auch Hoffnung Platz finden.

Mit der nächsten Zeile taucht jedoch eine »Stirnwunde« auf, eine vielleicht lebensgefährliche Verletzung, die der einfachen »Furche« eine bedrohliche Dimension verleiht. Die Hoffnung scheint abgedrängt und die Gefahren des Lebens besetzen wieder den Platz. Doch der letzte Vers endet mit einem versöhnlichen Einzelwort: »vernarbt«. Die Wunde ist nicht mehr offen, sie schließt sich schon. Dabei wird nicht ganz klar, ob Vernarben hier einen noch andauernden Prozess meint (im Sinne von »ist dabei, zu vernarben«) oder ob die Wunde schon abgeheilt ist. Im Zusammenklang mit dem Einzelwort des Anfangs, dem »Aufatmen«, überwiegt aber die Stimmung einer Besserung, die sich trotz zurückbleibender Narben und auch weiterhin bestehender Gefahren behauptet.

Das Hin und Her zwischen Hoffen und Verzweifeln, das Ineinander von Heilung und bleibender Gefahr beschreibt meiner Meinung nach gut die Situation von chronisch Kranken. Ohne jegliche Hoffnung – und sei sie auch noch so gering – wäre wohl manche Krankheit gar nicht zu ertragen. Daher hoffen wir Menschen immer wieder, auch gegen jede Vernunft. Die Hoffnung gibt uns die Kraft auszuhalten, auch Schlimmstes zu ertragen. Dadurch hindert sie uns daran, uns gemütlich in der Resignation einzurichten und aufzugeben; sie zwingt uns dazu, immer weiterzumachen.

Gesunde sagen oft: »Wenn dieses und jenes eintritt, möchte ich nicht mehr leben.« Auch Angehörige von Kranken meinen nicht selten: »Das ist doch kein Leben mehr.« Aber genauso oft sehe ich, wie schwerst kranke, leidende Menschen, die um ihre Erkrankung und Prognose wissen, immer wieder gegen diese ankämpfen und auch in einem scheinbar hoffnungslosen Fall der Hoffnung Raum lassen.

Wie kann man also mit einer schweren Krankheit, mit dem Altern, dem drohenden Tod umgehen? In Rose Ausländers Gedicht findet ein Wechselbad der Gefühle statt, ein Hoffen bis zuletzt. Skeptisch gegenüber der oft so trügerischen Hoffnung kann und will die Sprecherin diese trotzdem nicht aufgeben. Trotz allem glaubt sie immer wieder an eine Besserung, einen Neuanfang.

Vielleicht ist dies das Geheimnis des glücklichen Lebens: die kleinen Glücksmomente zu genießen und weiter zu hoffen, auch wenn die langfristige Perspektive immer tödlich ist.

Karl Krolow

Licht

Als bliebe es so für immer:
das Licht und wieder das Licht,
wie es leuchtet in jedem Gesicht,
leuchtet mit einem Schimmer

aus einer helleren Welt
als der uns'ren mit ihrem Dunkel:
Licht, das mit seinem Gefunkel
die irdischen Schatten erhellt,

noch einen Abschied wie Sterben.
Es leuchtet als Überleben.
Ich seh es, sehe sein Schweben
über allen irdischen Scherben.

Karl Krolow lebte von 1915 bis 1999. Die meiste Zeit seines Lebens, nämlich von 1956 bis zu seinem Tod, lebte er in einem Künstlerhaus mit eigenem Atelier im Park Rosenhöhe in Darmstadt. Die Künstlerhäuser stellte die Stadt ihren bedeutenden Malern, Bildhauern, Musikern und Dichtern nach dem Krieg zur Verfügung. Dadurch war es Krolow vergönnt, jedenfalls in dieser Zeit frei von Existenzängsten seinem Schreiben nachzugehen.

Die letzten Lebensjahre Krolows waren geprägt von schwerer Krankheit. Diese betraf aber nur seinen Körper, geistig war er wach und nahm bis zum Schluss Anteil an seiner Umgebung, am politischen Geschehen. Das hier vorgestellte Gedicht stammt aus seinem Nachlass und wurde geschrieben zu einem Zeitpunkt, als die Auseinandersetzung mit dem nahenden Tod einen immer größeren Platz in seinem Denken einnahm. Eines dieser Gedichte schrieb er im Krankenhaus – in Ermangelung von Papier – noch auf ein Einmaltaschentuch.

Nach meiner Erfahrung ist für viele Kinder nicht »Mama« oder »Papa« das erste Wort, das sie sprechen, sondern »Licht«. Auf die meisten Kinder übt Licht eine ungeheure Faszination aus. Es ist ein ganz besonderer Stoff. Dass das Wort »Licht« im Titel dieses Gedichts allein steht, lässt vermuten, dass es auch hier eine ganz besondere Rolle spielt. »Als bliebe es so für immer« hebt der Text an. Dieser im Konjunktiv verfasste Nebensatz lässt uns an Tod und Endlichkeit denken, erinnert uns daran, dass eben nichts »für immer« bleibt. Doch das »Licht« vermittelt dem Sprecher das Gefühl von Beständigkeit und Allgegenwärtigkeit. Überall sieht er es strahlen, »in jedem Gesicht«, wohin er auch schaut, von überall leuchtet es ihm entgegen. Wir wissen nicht, ob er die Sonne oder eine Lampe meint oder vielleicht ein inneres Licht, das die Gesichter der Menschen verschönt. Dieses bedeutsame Licht hat auf jeden eine Wirkung, ist bei jedem zu finden. Es zeichnet sich durch etwas Zartes, Geheimnisvolles aus, das mit dem Wort »Schimmer« angedeutet wird.

In der zweiten Strophe wird nun genauer erläutert, was es mit diesem Geheimnis auf sich hat. Es wird ein Gegensatz aufgezeigt zwischen einer hellen Welt, die außerhalb der unseren liegt und aus der das Licht kommt, und unserer realen Welt, die als dunkel beschrieben wird. Dieser Gegensatz wird jedoch durch das Licht durchbrochen: Es kommt aus dieser anderen, helleren Welt und erleuchtet die »irdischen Schatten«. Durch diese Beschreibung erhält das Licht, das ja auch von einer ganz banalen Lampe ausgehen könnte, eine metaphysische Bedeutung.

Die Wirkung des Lichts wird in der letzten Strophe noch ausgedehnt. Es erhellt nämlich sogar »noch einen Abschied wie Sterben.« Selbst der Tod, der letzte und schwerste Abschied im Leben eines Menschen, wird durch das Licht erleichtert. Wie aber erleichtert es das Ende? Krolow formuliert: »Es leuchtet als Überleben.« Durch das Licht ist das Leben nicht zu Ende.

Das Licht steht hier als Sinnbild für eine Brücke zwischen ideeller und materieller Welt, für das Weiterleben nach dem Tod. Meint der Autor eine Auferstehung im religiösen Sinn? In den beiden letzten Zeilen begründet Krolow seine Sicherheit eher individuell: »Ich seh es, sehe sein Schweben / über allen irdischen Scherben.« Dass das »Licht« vom Sprecher-Ich wahrgenommen wird, ist für ihn ausreichend Beweis dafür, dass Hoffnung auch über das bruchstückhafte irdische Dasein hinaus begründet ist.

Obwohl es ein Bild der Hoffnung ist, scheint mir Krolows Bild vom Licht, vergleicht man es mit der Gewissheit im Gedicht Friedrichs Schillers, doch nicht frei von Zweifel zu sein. Die Zuversicht ist hier kein pauschales menschliches Gut mehr, sondern eine brüchige individuelle Erfahrung. Schon der einleitende Konjunktiv – »Als bliebe es so« – deutet eine gewisse Unsicherheit an. In unserer Zeit gibt es kaum mehr Menschen, die noch so unbefangen hoffen wie in Schillers Gedicht.

Doch wir Menschen sind auf der Suche nach Sinn, heute mehr denn je. Das beweist der große Zulauf, den Sekten oder auch Religionen wie der Islam und der Buddhismus in unserer Zeit haben. Der Mensch kommt nicht los von der Hoffnung, dass es mehr gibt als das irdische Dasein, dass es einen Sinn gibt für sein Leben. Der Zwiespalt zwischen dem einerseits aufgeklärten Bewusstsein, für das es keine Geheimnisse mehr gibt, und der unveränderten Sehnsucht nach Sinn und Glück kommt in diesem Gedicht von Karl Krolow zum Ausdruck. Die Hoffnung ist auch heute noch ein zentraler Bestandteil unseres Lebens; sie ermöglicht es uns, selbst in dunklen Zeiten das »Licht« zu sehen.

Bibliografie

Othmar Andrée: »Czernowitz gestern und heute. Von der Aktualität eines Mythos«, Artikel im Internet unter www.czernowitz.de, Berlin, 2003.

Eduard Blöchl und Claus Mischon (Hrsg.): »... sich in die Worte zu verwandeln. Therapeutische und pädagogische Aspekte des kreativen Schreibens«, Verlag Schelzky und Jeep, Berlin, 1991.

Hilde Ehrenberger und Franz Sedlak: »Lesen hilft leben. Fragen, Lesen, Antworten«, Österreichischer Bundesverlag, Wien, 1987.

Dietrich von Engelhardt (Hrsg.): »Bibliotherapie. Arbeitsgespräch mit der Robert Bosch Stiftung 1985 in Stuttgart«, Bleicher Verlag, Gerlingen, 1987.

Viktor E. Frankl: ›Das Buch als Therapeutikum‹ in: »Der Mensch vor der Frage nach dem Sinn«, Piper Verlag, München, 1990.

Gunter E. Grimm (Hrsg.): »Deutsche Dichter. Leben und Werk deutschsprachiger Autoren«, Philipp Reclam Verlag, Stuttgart, 1988ff.

Nicola Keßler und Helmut Koch (Hrsg.): »...fast wie ein Phoenix. Literarische Grenzgänge«, Paranus-Verlag / Psychiatrie-Verlag, Bonn, 1998.

Nicola Keßler und Helmut Koch (Hrsg.): »Schreiben und Lesen in psychischen Krisen. Authentische Texte: Briefe, Essays, Tagebücher«, Paranus-Verlag / Psychiatrie-Verlag, Bonn, 1998.

Nicola Keßler und Helmut Koch (Hrsg.): »Schreiben und Lesen in psychischen Krisen. Gespräche zwischen Wissenschaft und Praxis«, Paranus-Verlag / Psychiatrie-Verlag, Bonn, 1998.

Udo Kittler und Friedhelm Munzel: »Lesen ist wie Wasser in der Wüste. Das Buch als Begleiter auf dem Lebensweg«, Herder Verlag, Freiburg, 1989.

Ralph Langner: »Psychologie in der Literatur«, Psychologie Verlagsunion, Weinheim und München, 1986.

Jack J. Leedy (Hrsg.): »Poetry Therapy. The use of poetry in the treatment of emotional disorders«, Lippincott, Philadelphia und Toronto, 1969.

Hans-Jürgen Leonhardt: »Bibliotherapie als psychotherapeutisches Instrument und Erscheinungsform des geistig-kulturellen Lebens bestimmter Gruppen der Gesellschaft«, Dissertation, Leipzig, 1989.

Elisabeth Lukas: »Wie Leben gelingen kann. 30 (31) Geschichten mit logotherapeutischer Heilkraft«, Verlag der Evangelischen Gesellschaft, Gütersloh, 1998.

Matthias Marschik: »Poesietherapie: Therapie durch Schreiben?«, Turia & Kant Verlag, Wien, 1993.

Morris R. Morrison: »Poetry as therapy«, Human Science Press, New York, 1987.

Adolf Muschg: »Literatur als Therapie? Ein Exkurs über das Heilsame und das Unheilbare«, Suhrkamp Verlag, Frankfurt am Main, 1981.

Ludwig Muth (Hrsg.): »Lesen ist Austausch. Eine pastorale Gestaltungsaufgabe«, Herder Verlag, Freiburg, 1999.

Leo Navratil: »Schizophrene Dichter«, Fischer Taschenbuch Verlag, Frankfurt am Main, 1994.

Anja Oehme: »Möglichkeiten und Grenzen bibliotherapeutischer Arbeit für den Literaturunterricht unter Berücksichtigung von Prävention bzw. Abbau von Verhaltensstörungen«, im Internet unter www.foepaed.net/oehme/bibliotherapie.pdf, Stand 2002.

Ilse Orth und Hilarion Petzold: »Poesie und Therapie. Über die Heilkraft der Sprache. Poesietherapie, Bibliotherapie, Literarische Werkstätten«, Junfermann Verlag, Paderborn, 1995.

Peter Raab (Hrsg.): »Heilkraft des Lesens. Erfahrungen mit der Bibliotherapie«, Herder Verlag, Freiburg, 1988.

Rhea Joyce Rubin: »Using bibliotherapy. A guide to theory and practice«, Oryx Press, Phoenix, 1978.

Stefan Straub: »Wenn Worte durchbrechen... Band 1: Der Untersuchungsverlauf – Darstellung und Interpretation«, BoD GmbH, Norderstedt, 2002.

Stefan Straub: »Wenn Worte durchbrechen... Band 2: Die Texte«, BoD GmbH, Norderstedt, 2002.

Andreas Thalmayer: »Wasserzeichen der Poesie«, Greno Verlag, Nördlingen, 1985.

Felix Tretter: »Sucht und Literatur. Bücher und Texte für Prävention und Therapie; mit Beiträgen zur Bibliotherapie, einer umfangreichen Literaturliste und zahlreichen Buchbesprechungen«, Laubertus Verlag, Freiburg, 1989.

Tumorzentrum München (Hrsg.): »Manual Psychoonkologie. Empfehlungen zur Diagnostik, Therapie und Nachsorge«, Bandherausgeber: M. Fegg, E. Frick, U. Gruber, D. Pouget-Schors, A. Sellschopp, H. Theml, A. Vordermaier, T. Vollmer; W. Zuckschwerdt Verlag, München, 2002.

Lutz von Werder: »Schreiben als Therapie. Ein Praxisbuch zur Selbsthilfe und für Gruppen«, Pfeiffer Verlag, München, 1988.

Lutz von Werder: »...triffst Du nur das Zauberwort. Eine Einführung in die Schreib- und Poesietherapie und in die Arbeit literarischer Werkstätten«, Psychologie Verlagsunion, München und Weinheim, 1986.

Gertrud Zickgraf: »Kranke Kinder brauchen Bücher. Bibliotherapie in Theorie und Praxis. Gedenkschrift Dr. med. Elisabeth Mundt«, Verlag Deutscher Ärztinnenbund, Köln, 1996.

Die Autorinnen und Autoren

Quellennachweise

Rose Ausländer, geboren 1901 in Czernowitz (Bukowina), gestorben 1988 in Düsseldorf. ›Aufatmen‹ (S. 139) aus: »Briefe aus Rosen. Gedichte«. Herausgegeben von Helmut Braun, Fischer Taschenbuch Verlag GmbH, Frankfurt am Main, 1994. © S. Fischer Verlag GmbH, Frankfurt am Main, 1988.

Nora Bossong, geboren 1982 in Bremen, lebt in Leipzig. ›Schlaflied‹ (S. 115) aus: Anton G. Leitner (Hrsg.): »Das Gedicht: Zeitschrift für Lyrik, Essay und Kritik«, Nr. 11. Anton G. Leitner Verlag, Weßling, 2003. © bei der Autorin.

Alfred Brendel, geboren 1931 in Wiesenberg (Nordmähren), lebt in London. ›Hinter schreiend bunten Papierschlangen‹ (S. 53) aus: Anton G. Leitner (Hrsg.): »Das Gedicht: Zeitschrift für Lyrik, Essay und Kritik«, Nr. 9. Anton G. Leitner Verlag, Weßling, 2001. © beim Autor.

Wilhelm Busch, geboren 1832 in Wiedensahl bei Hannover, gestorben 1908 in Mechtshausen bei Seesen (Harz). ›Tröstlich‹ (S. 130) aus: Hartmut von Hentig (Hrsg.): »Meine deutschen Gedichte«, Kallmeyer bei Friedrich, Velber/Seelze, 1999.

Ada Christen (Pseudonym für Christiane von Breden), geboren 1839 in Wien, gestorben 1901 auf Gut Einsamhof bei Inzersdorf (Österreich). ›Nach Jahren‹ (S. 15) aus: »Lieder einer Verlorenen«, Hoffmann & Campe, Hamburg, 1868. Zitiert nach: »Deutsche Literatur von Frauen. Von Catharina von Greiffenberg bis Franziska von Reventlow«, Digitale Bibliothek 45. Directmedia, Berlin, 2001.

Ulrike Draesner, geboren 1962 in München, lebt in Berlin. ›lied im bauch‹ (S. 95) aus: »für die nacht geheuerte zellen. Gedichte«. © Luchterhand Literaturverlag, München, 2001.

Paul Fleming, geboren 1609 in Hartenstein (Vogtland), gestorben 1640 in Hamburg. ›An Sich‹ (S. 125) aus: »Gedichte des Barock«. Herausgegeben von Ulrich Maché und Volker Meid. Philipp Reclam jun., Stuttgart, 1980.

Robert Gernhardt, geboren 1937 in Reval (Estland), lebt in Frankfurt/M. ›Beschwichtigung zum zweiten‹ (S. 61), ›Der Tag des Post-Op: Morgens‹ (S. 63), ›Es geht aufwärts‹ (S. 66) und ›Lauter Abschiede‹ (S. 69) aus: »Herz in Not. Tagebuch eines Eingriffs in einhundert Eintragungen«. Haffmans Verlag, Zürich, 1998. © beim Autor

Johann Wolfgang Goethe, geboren 1749 in Frankfurt am Main, gestorben 1832 in Weimar. ›Neue Liebe, neues Leben‹ (S. 37) aus: »Werke. Hamburger Ausgabe in 14 Bänden. Band 1: Gedichte und Epen I«. Textkritisch durchgesehen und kommentiert von Erich Trunz, Deutscher Taschenbuch Verlag, München, 1981.

Andreas Gryphius (eigentlich Andreas Greif), geboren 1616 in Glogau, gestorben 1664 ebenda. ›Dominus de me cogitat‹ (S. 90) aus: »Gedichte. Eine Auswahl. Text nach der Auswahl letzter Hand von 1663«. Herausgegeben von Adalbert Elschenbroich, Philipp Reclam jun., Stuttgart, 1968.

Ulla Hahn, geboren 1946 in Brachthausen (Sauerland), lebt in Hamburg. ›Vorsorge‹ (S. 87) aus: »Epikurs Garten. Gedichte«. © Deutsche Verlags-Anstalt GmbH, Stuttgart, 1995.

Heinrich Heine, geboren 1797 in Düsseldorf, gestorben 1856 in Paris. ›Was will die einsame Träne?‹ (S. 35) aus: »Sämtliche Gedichte in zeitlicher Folge«. Herausgegeben von

Klaus Briegleb, Insel Verlag, Frankfurt am Main und Leipzig, 1997.

Ernst Herbeck, geboren 1920 in Stockerau (Niederösterreich), gestorben 1991 in Gugging (Niederösterreich). ›Die Gespaltenheit‹ (S. 50) aus: »Im Herbst da reiht der Feenwind. Gesammelte Texte 1960 - 1991«. Herausgegeben von Leo Navratil. © Residenz Verlag, Salzburg und Wien, 1992.

Hermann Hesse, geboren 1877 in Calw, gestorben 1962 in Montagnola. ›Erwachen aus der Verzweiflung‹ (S. 132) aus: »Die Gedichte«, Suhrkamp Verlag, Frankfurt am Main, 1997 (4. Auflage). © Suhrkamp Verlag, Frankfurt am Main, 1992.

Gottfried Keller, geboren 1819 in Zürich, gestorben 1890 ebenda. ›Wir wähnten lange recht zu leben‹ (S. 82) aus: »Sämtliche Werke in sieben Bänden. Band 1: Gedichte«. Herausgegeben von Kai Kauffmann, Deutscher Klassiker Verlag, Frankfurt am Main, 1995.

Klabund (Pseudonym für Alfred Henschke), geboren 1890 in Crossen / Oder, gestorben 1928 in Davos. ›Resignation‹ (S. 21) aus: »Wo andre gehn, da muß ich fliegen ... Ein Lesebuch«. Herausgegeben und mit einem Vorwort versehen von Matthias Wegner, btb im Wilhelm Goldmann Verlag, München, 1998.

Karl Krolow, geboren 1915 in Hannover, gestorben 1999 in Darmstadt. ›Licht‹ (S. 142) aus: »Im Diesseits verschwinden. Gedichte aus dem Nachlaß«. Herausgegeben von Peter Härtling und Rainer Weiss. © Suhrkamp Verlag, Frankfurt am Main, 2002.

Johannes Kühn, geboren 1934 in Bergweiler, lebt in Tholey/Hasborn (Saarland). ›Krankheit‹ (S. 43) aus: »Nie verließ ich den Hügelring«. Herausgegeben und mit einem Nachwort versehen von Irmgard und Benno Rech. © Gollenstein Verlag, Blieskastel, 2002.

Günter Kunert, geboren 1929 in Berlin, lebt in Kaisborstel bei Itzehoe. ›Nächtlings‹ (S. 18) aus: »Nachtvorstellung. Gedichte«. © Carl Hanser Verlag, München und Wien, 1999.

Anton G. Leitner, geboren 1961 in München, lebt in Weßling (Landkreis Starnberg). ›Gedanken, Fieber‹ (S. 26) aus: »Bild Schirm schneit, roter Stich. Gedichte«, Verlag Landpresse, Weilerswist, 1997. © beim Autor.

Nikolaus Lenau (eigentlich Nikolaus Franz Niembsch, Edler von Strehlenau), geboren 1802 in Csatád (Banat), gestorben 1850 in Oberdöbling bei Wien. ›Nebel‹ (S. 72) aus: »Gedichte«. Herausgegeben und eingeleitet von Hansgeorg Schmidt-Bergmann, Athenäum Verlag, Königstein/Ts., 1985.

Maik Lippert, geboren 1966 in Erfurt, lebt in Kleinfahner und Berlin. ›begegnen ist mit dir‹ (S 33). © beim Autor.

Emerenz Meier, geboren 1874 in Schiefweg bei Waldkirchen (Bayerischer Wald), gestorben 1928 in Chicago (USA). ›Mißgeschick‹ (S. 23) aus: »Gesammelte Werke. Zweiter Band: Gedichte. Briefe. Vermischtes«. Herausgegeben von Hans Göttler, Morsak Verlag, Grafenau, 1991.

Clara Müller-Jahnke, geboren 1860 in Lenzen bei Belgard (Hinterpommern), gestorben 1905 in Berlin-Wilhelmshagen. ›Zuversicht‹ (S. 123) aus: »Gesammelte Gedichte. Wintersaat. Letzte Gedichte«. Herausgegeben von Oskar Jahnke, F. A. Lattmann, Goslar, 1907.

Betty Paoli (Pseudonym für Barbara Elisabeth Babette Glück), geboren 1814 in Wien, gestorben 1894 in Baden (Niederösterreich). ›Trennung‹ (S. 29) aus: »Neue Gedichte«, Pest

(Gustav Heckenast), 1856 (2. vermehrte Auflage). Zitiert nach: »Deutsche Literatur von Frauen. Von Catharina von Greiffenberg bis Franziska von Reventlow«, Digitale Bibliothek 45. Directmedia, Berlin, 2001.

Matthias Politycki, geboren 1955 in Karlsruhe, lebt in Hamburg und München. ›Der Blick in meine Wunde‹ (S. 56) aus: Anton G. Leitner (Hrsg.): »Das Gedicht: Zeitschrift für Lyrik, Essay und Kritik«, Nr. 11. Anton G. Leitner Verlag, Weßling, 2003. © beim Autor.

Lutz Rathenow, geboren 1952 in Jena, lebt in Berlin. ›Am Grab‹ (S. 119) aus: Anton G. Leitner (Hrsg.): »Das Gedicht: Zeitschrift für Lyrik, Essay und Kritik«, Nr. 9. Anton G. Leitner Verlag, Weßling, 2001. © beim Autor.

Friedrich Rückert, geboren 1788 in Schweinfurt, gestorben 1866 in Neuses bei Coburg. ›Als von den‹ (S. 102), ›Im Verluste‹ (S. 105), ›Klagen‹ (S. 109) und ›Oft denk'‹ (S. 112) aus: »Kindertodtenlieder«. Mit einer Einleitung neu herausgegeben von Hans Wollschläger, Greno Verlagsgesellschaft, Nördlingen, 1988.

Friedrich Schiller, geboren 1759 in Marbach (Württemberg), gestorben 1805 in Weimar. ›Hoffnung‹ (S. 136) aus: Hartmut von Hentig (Hrsg.): »Meine deutschen Gedichte«, Kallmeyer bei Friedrich, Velber/Seelze, 1999.

Katrin Wehmeyer-Münzing, geboren 1945 in Garmisch-Partenkirchen, lebt in Hamburg. ›Halbmast‹ (S. 79) und ›Schlaflos in Nienstedten‹ (S. 75). © bei der Autorin.

Maria Luise Weissmann, geboren 1899 in Schweinfurt, gestorben 1929 in München. ›Der Kranke‹ (S. 47) aus: »Imago. Ausgewählte Gedichte«, Heinrich F. S. Bachmair, Starnberg, 1946.